三重県立子ども心身発達医療センター
（旧三重県立小児心療センターあすなろ学園）
金井 剛／中西大介

子どもの精神科入院治療

子どもを養育するすべての人へ

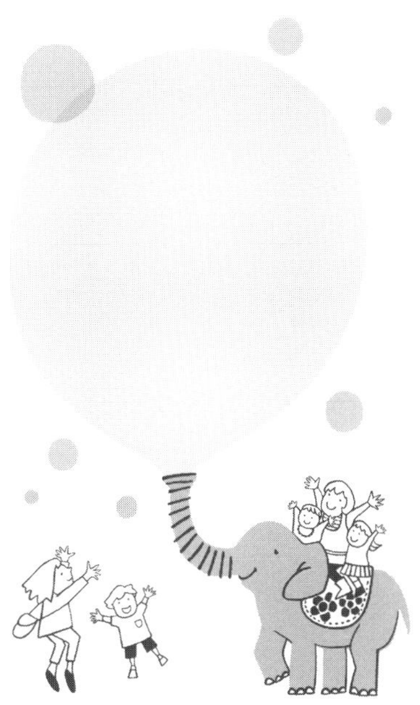

明石書店

序文

この本は、いわゆる入院治療のマニュアル本ではありません。当センターの職員に向けて伝えたいことを書こうと、共著者と話し合って書かれたものです。あすなろ学園の統合移転に伴う通勤のしにくさから、離職する職員がある一方、新たな職員が増えたことによって、これまであすなろ学園で培われた病棟の文化が薄らぎ、治療力が低下してしまう危機感を感じていました。「暴力に対して」「性的逸脱行為に対して」「摂食障害への対応」など、院内に設置されたプロジェクトチームによって作成された「マニュアル」があり、各々の専門職別の人材育成のノウハウも存在していましたが、治療における基本的な考え方や「治療する心構え」を伝えるのは難しいことだと感じていました。そのために、それを本にまとめて伝える必要があると考えました。

それゆえ、子どもと関わり子どもを育てる姿勢を意識して著しているので、児童養護施設などの児童福祉関連の職員や、現在子育てをしている親が読んでも参考にできる内容になっているものと自負しています。もちろん各地で児童精神科病棟が新たに設立されるなかで、子どもの治療を模索している方々の参考にしていただけるよう、当センターの治療の在りようやある程度のノウハウも記載するように意識しました。すなわち子どもに関わるあらゆる職種の人々、養育者に手に取ってほしいと願って書き上げたつもりです。

当センターは自閉症児治療施設としてスタートしたため、さまざまな発達障害の子どもに対する治療方法が蓄積され、今でもその治療方法は生かされています。シール評価*、強化子**、スモールステップ、視覚支援***など発達障害に対

---

* 応用行動分析に基づくトークンエコノミー法を用いた評価。シールをトークン（般化強化子）として子どもの適切な行動を評価し、その行動の強化と定着を図っている。

** 強化刺激。オペラント条件付けの原理に従って、行動（反応）の増加に影響を与える刺激のこと。

*** 情報を視覚的に確認できるようにするなどして、分かりやすく提示すること。自閉症スペクトラム障害の子どもでは、視覚優位（聞いて理解するよりも、見て理解することが得意）の傾向を認めることが多く、視覚支援を用いた構造化が有効と言われる。ただ、特定の発達特性を持たない子どもにとっても、分かりやすく、伝わりやすい情報提供をするという意味では、有益なことが多い。

するさまざまな関わり方やコミュニケーション方法など、具体的な対応方法が日常診療の中で用いられています。しかし、これらについてはすでに数多くの書籍が出版されているように思います。子どもを治療するとき、そういったすでにあるツールや方法論を使用する前に、何を基本として、どのような思想で子どもの育ちを保障するのかを本書では示していきたいと思います。われわれは、子ども一人ひとりに異なる特性があるのはもちろんのこと、一人ひとりに背負ってきた歴史や背景があると考えています。また、大人が迷いながらも関わり見守るなかで、子どもが当たり前の生活を送ることで成長していくことを大切にしたいと考えています。エビデンス重視の風潮のなかでは少し古めかしい考え方かもしれませんが、人が人に関わり治療する際にはそれが基本ではないかと考えています。

入院に至るまでから入院、そして退院まで、順を追って著わしました。なお、入院治療については、初代あすなろ学園長・十亀史郎先生を敬愛し、その愛弟子ともいえるあすなろ学園第４代園長・西田寿美先生の薫陶を受け、あすなろ学園からの伝統を最も強く受けた中西が担当しました。その意味ではこの本の著者は中西であると言えるかもしれません。そして、在籍期間の長いコメディカルスタッフの助言や協力もありました。日々のカンファレンスや議論の中で学び感じたことはこの本のエッセンスとなっています。その意味ではセンターの多くの職員による著書であるとも言えます。センターの職員みんなに感謝いたします。

子ども臨床に携わる人々、子どもを育てているあらゆる人々に何かしら考える機会をもたらし、参考になることを期待します。

2021 年 7 月

三重県立子ども心身発達医療センター
(旧三重県立子ども心療センター あすなろ学園)
金井　剛

子どもの精神科入院治療
——子どもを養育するすべての人へ◎目次

第１章

入院前の子どもたち

はじめに

親に連れられて病院にやってくる子どもは、その状態が重篤であっても、家庭や学校で周囲を散々困らせていても、ほとんどの場合は、ある程度親や周囲の大人によって最低限の生活は保障され、またさまざまな形で守られていることが多い。そのため、初診時にすぐに緊急入院に至ることは稀であり、ある程度外来で環境調整や薬物投与によって経過を観察し、状態像を把握してから入院に至る場合が多いと想像する。

子どもにとって入院は恐怖と不安に満ちた一大イベントであり、大きな覚悟を必要とする事態であるから、できる限りそれを避けたいと考えるのは本人やその親だけでなく、主治医となった医師にとっても同じだろう。それでも入院を覚悟しなければならないと各々が外来診療を通じて判断するのである。

その意味で、入院治療は外来治療から連続したものであり、外来診療の段階でスタートしていると言える。その間の子どもや親と主治医の関係性（ある程度信頼に足る、委ねることのできる存在として意識されるか）、状態像や子どもと親が困っていることの把握、それをきちんと伝えることができたか否かなどが、その後の入院治療の成果に影響するのである。

本章では、入院治療に至るまでに治療者が外来で理解しておくべきこと、準備すべきことなどを考察していきたい。

第１節　子どもたちが入院前に経験していること

1. 外来治療の始まり

毎日多くの子どもたちが、治療や助言や時に診断を求めて外来に連れてこられるが、そのうち入院にまで至る者は１割にも満たないだろう。入院に至る子どもたちは、やはりさまざまな「重篤さ」「根深さ」「複雑な背景」などを有している。発達特性の著しい強さ、傷の深さ、言動の激しさ、症状の重さ、家庭やその他の環境の脆弱さや複雑さなど、さまざまな「それなりの理由」があると言える。

入院治療に至ることを極力避けるために、外来治療は、それらの特性や状態像、生育歴や環境的背景に十分に注意を払いつつ治療を始めなくてはならない。その際に、子どもに限らないことではあるが、症状や問題行動には必ず直接の誘因だけではなく、その根拠にさらに原因や背景があり、それには時に長い歴史があることを前提として意識すべきである。その意味では、病歴や背景を考えるときに、症状発現の直前だけではなく、生まれてきてから（あるいは生まれる前から）の子どもの「人生」、さらに親あるいは保護者の人生にまでアンテナを張ってアセスメントを行うべきである。また苦しさなどが症状や問題行動として表出される前に、子どもなりにさまざまな工夫や努力をして、その状況から抜け出そうとしてきたということも知っておくべきである。これらを子どもの前で丁寧に聞き取り共有すること自体が治療の始まりであり、子どもとの（保護者とも）関係を作っていく第一歩となる。

それら把握したさまざまなことを、子どもを取り巻くすべての大人や保護者と可能な限り共有し、家庭はもちろん学校や幼稚園・保育園などで、子どもが晒されている人間関係や環境を修復・調整することがまず行われるべき治療行為になる。その症状の激しさや重篤さなどから、初診時から薬を使わざるを得ないことも稀ではないが、投薬を早期に開始することは、現症にのみ対応することでもあり、環境調整をおろそかにする傾向に陥る危険性を伴う。また治療者の怠慢によることもあり、その安易さと危険性は意識しておく必要がある（もちろん、うつ状態や妄想様状態などの場合には投薬を急ぐべきではあるが）。

子どもたちは病院に連れてこられて、どんな医師や職員に会わされ、何を聞かれ、自分の恥ずかしい側面について何を言われるのか、そして何をされるのか不安で押しつぶされそうになっているのだろう。時には病院に行くことも伏せられて、だまし討ちのように病院に連れてこられることもあるだろう。そのため初診時には、緊張し、その子なりの最大限の警戒と防衛をして医師の前に現れる。しかし、そんなときにこそ子どもはさまざまなものを表出させてしまうことが多い。それは普段子どもが緊張場面で見せる姿であり、防衛の成熟度やパターンを示しており、親がそばにいることの意味（親子関係）や、他者に対する基本的な安心感の有無などを垣間見せることになる。これらに対してわれわれは、全身をアンテナにして見過ごすことのないように身構えるのである。

初診にかけられる時間は再診のときよりは長いとはいえ、ほんの１時間程度のことが多いだろう。その間にできるだけ多くの情報を得るためには、待合室で名前を呼ばれたときや入室してくるときの様子なども見落とすことがないようにする。聞き取ることによる情報だけではなく、さまざまな観察を通して、アセスメントを行うのである。このときの子どもの姿（親の姿も）は今後進められる治療の効果、対人関係のあり方や関係性の変化などを判断するための起点となり指標となるのである。このような姿勢をもって外来治療が始まるのである。

当センターでは初診時の効率化を図るため、心理職や福祉職などによる予診を行っている（多くの場合は保護者のみから話を伺っている）。主訴や来院経路から始まり、子どもの発達歴・教育歴や家族構成など詳細な聞き取りを約１時間で行う。その後、担当医が約１時間の面接を行い、さらに基本的に（必要に応じて）心理テストが行われ、初診が終了となる。子どもにも親にも３時間以上の拘束は負担だろうが、さまざまな職種が各々の立場から、可能な限り速やかにアセスメントや診断を行い、治療が始められることも重要だと考え、このシステムを継続している。

2. 入院に至る前に子どもたちが経験すること

外来に現れる子どもたちの多くがそうなのかもしれないが、特に入院に至る子どもたちは、そこに至るまでにその子なりのさまざまな経験をしてきている。「よく生きてきたね」と思わず声をかけたくなることも少なくない。外来で「何度も死のうとしたのかな？」と声をかけると、子どもが声を出すこともなく涙を流すような場面も時に経験する。

生まれた直後から両親の不仲や夫婦喧嘩に晒され、その後両親は離婚し、日々の生活に必死な母親に育てられてきた子、自分の過敏さや勘の良さが両親には受け止められずに乳幼児期を過ごした子、親の嫁姑関係に巻き込まれて早くから葛藤を抱えた子など、これまで出会ってきたさまざま子どもの姿を思い出すことができる。

虐待を繰り返し受けてきた子、DV（ドメスティック・バイオレンス）を目撃し罵声を毎日のように聞いてきた子、親が離婚と再婚を繰り返しその都度ネグレクトの状況に置かれてきた子、親の身体疾患や精神障害に巻き込まれ安定した養育を受けられなかった子もいるだろう。また、学校で激しいいじめを繰り返し受けてきた子、さまざまな挫折を何度も繰り返してきた子、コミュニケーションや対人関係の拙劣さ、あるいは発達特性から「奇妙な」言動をとり、集団から孤立していた子など、さまざまである。

またこれらの背景から、子ども本人が困り果て、身体や行動の問題でSOSを出しているにもかかわらず、それらの背景には目を向けられず、「迷惑な子」「困った子」「わがままな子」などと見られてしまうことも多い。最も混乱し困り果て途方に暮れているのは本人であるにもかかわらず、このときの被害者は周囲の子ども、さらには大人だとされ、一層孤立してしまうことは想像に難くない。あるいは大人の葛藤や苦しさを感じ取り、SOSを出すことを早くから諦めてしまったような子どもも決して少なくはない。

こうなってしまうと、子どもが抱く苦しさと、表出される言動や様子が一致せず、周囲の理解は困難になってしまう。あるいは身近な大人を信じることができなかったり、自分を責めてしまったりして、親や周囲の大人に十分なSOSを出せず、問題解決は子ども本人のみが背負うことになってしまう。子ども一人では複雑な課題を解決することは困難であるため、より一層追い込まれてしまうことになる。その結果、子どもは行動を一層エスカレートさせ、孤立して孤独な状況に陥ってしまう。実際、さまざまな理由から入院してきた子どもには、まずSOSを出すように、あるいはその出し方を教えなければならないことが多いのは、これらの理由によるのだろう。

いずれにせよ、治療者は、表出された激しいSOSの行動や暴言などだけに対応することを考えるのではなく、常にその背景に目を向け、子どもの経験、それによって負った傷を知り、そのなかでなんとか必死に生きてきたことに敬意を払いながら子どもに接するべきだろう。

3. 子どもが入院までに努めてきたこと

繰り返しになるが、子どもはさまざまな逆境のなかでも必死にそれを乗り越えようと努力している。子どもの生育歴を本人も交えて丁寧に聞き取ると、稚拙だったり不器用だったり、かえって逆効果だったりもするが、家庭や学校で生き抜くためのさまざまな工夫をしてきたことが分かってくる。小さな子どもであれば、たくさん泣き、癇癪を起こして何かを伝えようとし、時には逆に我慢することで難局を乗り越えようとするかもしれない。不登校状態から抜け出すために、登校して級友との話題に困らないように、前日に自分ではバラエティー番組を観て、親には流行りのドラマを観てもらいストーリーを聞き、入念に準備をしてから登校していた子がいた。ずっと登校できずにいたにもかかわらず、二学期からは登校しようと夏休みの宿題を懸命にやろうとした子もいた。同級生との関係を作ろうと会話に参入するが、場にそぐわない発言をしてかえって孤立を深めるような子は珍しくない。せめて相談室に居場所を作ろうと努力することもあるだろう。毎朝太陽に向かって手を合わせ、学校で嫌なことが起こらないようにと願うなど、儀式のようなものにすがる子どももいた。虐待やネグレクトに晒されている子どもの、怒鳴られたり殴られたりせずに生き抜くための工夫は壮絶とも言えることすらある。嘘をついてその場を逃れようとするのも仕方ないことかもしれない。

機能不全の著しい家庭で、家事を担って家族を助けてなんとかほめてもらおうと頑張っていた子もいれば、生活にあえぐ親を少しでも慰めようとピエロのように明るく振る舞う子、気分の変わりやすい親に媚び、常に表情をうかがい、なんとか安穏とした生活を維持しようとしてきた子もいる。さらに、親に伝わらない自分の苦しみを自傷や暴力で表現する場合もある。

なんとか自分の苦しさや思いを伝え、環境を変えようと、工夫や努力を散々して上手くいかなかったときには、人は自分の努力を認められない傾向があるようだ。ましてや、自分の努力を他人にひけらかすこともできないだろう。努力がなかなか実を結ばなかったがために、彼らは傷つき自己評価を低くし「問題」行動をエスカレートさせてきたのである。それらを聞き出し、評価して労うことは、それ自体が治療になり、また主治医と子どもの関係性を作るうえで重要なことである。

4. 破綻した努力・防衛機制

子どもの示す症状や問題行動は、その背景や成り立ちを考えると、「健全な」工夫や努力が報われない挙句に「健全さ」が破綻した結果であるとも考えられる。こうした症状や問題行動は、すでに健康的ではないが、自らの心を守る、あるいは苦しさを訴え続ける手段だと思われる場合も多い。学校場面における教室からの飛び出しや暴力、家庭内暴力やエスカレートする金銭要求、ひきこもり、癇癪や泣き叫び、一日中ゲームに依存した生活、長時間の手洗いなどの強迫症状も、いわゆる健康さは破綻してしまってはいるが、子どもたちにとっては、諦めずに周囲に訴え、自らの心を少しでも防衛しようとしている姿であるとも言えるのではないか。こんなときに、子どもの持つ（大人でも同様か）何とかしようというエネルギーと、治療の可能性を感じるのは筆者だけではないと信じたい。

このことは、子どもを取り巻く周囲の大人にとっても同じだと言える。子どもの辛さを何とか理解し、軽くし、解決しようと、当然大人たちも努力する。多くの親は自分なりに考え、あらゆる努力や工夫をした挙句に「精神科」に行きついている。周囲の親族や関係者、時には配偶者からもその無力さを散々責められていることもある。そうした場合、「子どもがかわいいと思えない」、「自分たちで見るのはもう限界ですから、施設に預けるなり入院させるなりしてください」などと親の言葉とは思えないことを初診のときに言い放つこともある。もちろん親にも生活があり、守らなくてはならない人や仕事や物が他にも数多くある。「親らしからぬ」言動も、これらを守るためであり、これまでの自分たちの労苦を訴え、また治療になんとか救いを求めようとする姿でもあると考えられるのである。

そのため、このような姿に接しても、親を責めて「正しい道」を説くのではなく、子どもに対するときと同様、これまでの努力を聞き出し、その結果がやむを得ない「精神科」受診であり、時に乱暴で打ち捨てるかのような言動なのであるとの理解をして、面と向かい評価もするべきである。そのことは親の養育力を再び高めるだけではなく、それによって親は主治医に治療を委ね、子どもを預けることにある程度前向きになることができるからである。

環境調整を説くときには、これまでに親や関係者が問題解決のためにどのような工夫や配慮をしてきたのかを聞き出すことが、第一歩になる。なんとか解決の術を知りたくて病院にまで来たのに、自分たちがしてきたことと同じことをするように助言されたのでは絶望してしまうかもしれない。時には怒りすら感じてしまうだろう。もちろん、その方向性が正しければ継続を勧めることもあるだろうが、それはこれまでの経過を知ったうえでのことである。当事者は、特に余裕を失っている場合は思考が狭まり、柔軟に問題解決に向かえなくなっている場合が多い。この意味でも、これまでの工夫・配慮を聞き出し、ある程度の冷静さを取り戻させたうえで、整理を手伝うことが必要になる。

次に、環境調整に関する助言は可能な限り具体的であるべきである。能力や発達バランスもさることながら、混乱している親は理解力も低下している場合が多い。あるいは入院を求めて来院した親は、助言など受け入れるつもりもないかもしれない。また、さまざまな人や機関に相談しても解決に至らず、今さら助言を受ける気などないかもしれない。そのような親あるいは学校など関係機関の人々に助言を行うときには、分かりやすく具体的な助言が必要なのである。なぜならば、親にとっても関係者にとっても、自分たちのすべきことがほとんど上手くいかず破綻した状態で入院治療を求めてきているということが前提であり、助言を聞こうなどという余裕はなく、ましてや愛情論や根性論、一般論などの抽象的な戒めはすでに散々聞かされてきたからである。

5. 具体的な方針

外来治療において大切にすべき点はいくつかある。当センターに来院してくる子どもは、「子ども心身発達医療センター」という名前が示す如く、その主訴の如何にかかわらず、発達に課題を有していることが多い。このような場合には、まずは子どもが置かれている環境が、能力や特性に見合ったものであるか否かの評価が重要となる。集団の中で学習や活動の過重な負担を強いられ、苦手なことを克服させようとする「熱心な」教師に、苦手なことを繰り返し強いられ挫折ばかりを繰り返し、傷ついている子どもはなんと多いことか。子どもの能力や特性をできるだけ正確に評価するために、初診時には前述したように、主に発達歴や生活歴を中心に予診が行われ、その後、診察があり、医師の判断で必要に応じて心理テストが行われる（直近に市町や児童相談所でテストを受けた場合は結果を持参または検査機関から送付してもらう）。

それによって、子どもにとって学習が負担になっていないか、授業のスピードは速すぎないか、板書はできているのかなどを知ることができる。さらに聴覚による情報収集ができているのか、より一層の視覚による情報伝達が必要か否か、対人関係における共感性は十分なのかなども検討する。時に描画テストやその他の検査によって、心的外傷や不安や攻撃性の強さなどを知ることによって、治療の見通しや投薬の内容を考える際の参考にする。

生活歴や生育歴からは、感覚過敏など生活に影響を及ぼす特性を聞き出すことができる。音楽が嫌いな子どもに実は聴覚過敏があり、教室のさまざまな音に耐えられないことも稀ではない。視覚の過敏な子が、多人数の教室の中のさまざまな刺激によって落ち着けないことも多々ある。先のことを想像したりイメージしたりすることが苦手な子は、新しい場面や急な予定変更などに強い不安を感じてパニックを起こすこともある。こうした特性を知り、その対応を助言することは、発達に課題のある子どもに対しては最も重要なことだと言える。また課題が明確になり、それが経験や構造調整や訓練的な方法によって改善すると考えたときには、外来療育に委ねることもある。

不登校の子に対しての基本的な姿勢は「行かなくなっている」のではなく「行けなくなっている」と考えること、一般的に誘因や背景は複合的でさまざまであると考えることが必要である。前述した過敏さによる居づらさだけではなく、いじめや傷つく言葉を繰り返し浴びせられたこと、友人関係の破綻、教師との相性の悪さ、授業が理解できないこと、それらを慰めるべき家庭機能の脆弱さなど、多くの要因が重なっていることが多い。またそれでも登校し、友達と上手くやろうと努力し、それが実を結ばずに「行けなくなった」のが不登校だろう。周囲が登校刺激をし（時にはそれが有効であるが、執拗であると傷を深める）、本人も努力して登校を続けた結果、来院時には疲弊しきっている場合が多い。本人が「行ける」「行きたい」と思ったときに登校を再開すべきであり、周囲の登校刺激や教室に入るよう促されることによる無理な登校は避けるべきだと保護者や時に学校関係者の前で本人に伝えるようにしている。そのうえで背景や家庭環境などを探っていくようにしている。

暴力やパニックは子どもにとっては言葉によるSOSの代わりであり、それ以上に傷つくことを避けるためのバリアーであることも多い。その背景には不安、挫折感、自尊心の低下などこれまたさまざまあるが、これらを言葉で訴える能力や習慣がなく、また受け止める大人にも恵まれなかった場合が多い。できるだけその状況を推測し、そのときの気持ちを代弁することが外来治療での基本の一つとなる。そのうえで、前述したように、子どもが置かれている環境が能力や特性に合ったものであるか、家族や周囲の大人がそれを理解しているのかを吟味し、環境調整を図っていく。いくら注意され罰則を与えられても暴力や暴言を繰り返す子どもも、小学校高学年くらいになると、「そうしたくないのに止められない」などと、実はそのことに自分自身が苦しみながら生きていることを表現できるようになることも多く、やはり本人が最も困っていたということをあらためて教えられるのである。

約１時間の初診時間で十分な生育歴を聞き出すことは難しいが、親がどのような状況でどのような思いで子どもを育ててきたのかということも含めて、子どもが生きてきた歴史を知ることはやはり重要である。不登校やうつ状態、家庭内の暴力、摂食の問題、自傷行為などを主訴に外来を訪れる子どもには、それなりに生きることも大変だっただろうと思わせる生育歴があるものである。なぜ、大人を信用して相談することができず、そこまで自分を責め（時に他者を責め）、自分を傷つけ自己評価を貶めなくてはならないのか、なぜ衝動を止められないのか、なぜ親にそこまで気を使い自分の意思を封じ込めなくてはならないのかなど、生育歴は、現在の子どもの心情や行動を知る最も重要な手がかりとなる。著しい虐待やネグレクトなどが絡み、乳幼児期から不安定で侵襲的な養育環境に置かれていた子どもの場合は、早くから入院治療も考えなくてはならない。治療方針を定めていくうえでも生育歴が重要であることはあらためて述べるまでもないかもしれない。

それだけではなく、生育歴は、以後のさまざまな場面において、子どもの示す行動や心情などを予想する根拠にもなっていく。生育歴で認められた行動や反応は繰り返されることが多いからである。治療上の枠を定めるときや、子どもに注意したり、周囲の大人に助言するときにも、このことを前提に医師は意見を述べるのである。

本人がたくさん「語る」ことが治療になる場合、強迫行為などで認知行動療法が有効と判断した場合などには心理療法士に登場してもらうこともある。発達に課題があり、行動修正や指示の出し方や場の構造化*などが有効と思われれば、課題を絞って外来療育の対象とする。

家庭の養育力が低く、家庭環境が劣悪である場合や、虐待が認められる場合には児童相談所や市町の協力を求めることもある（医療が絡むと児童相談所は引いてしまうこともたびたびあるが）。医師の面接や薬物療法、さらに院内の治療資源を総動員するだけではなく、学校や児童相談所や市町などのあらゆる社会資源を活用していく視点も大切にすべきである。

第２節　入院に向けて

1. 入院を判断する

子どもが現実を乗り越えるために努力し工夫しても、その現実が全く変化せず、さらに悪循環を生んでしまったときに、子どもの行動や症状は健全さを一層失い、その様子が周囲から「問題」として捉えられ、「奇異な」ものに映ってしまう。入院を考慮しなくてはならないケースでは、その言動が周囲を巻き込むに至って、子どもは病院に連れてこられることが多い。

前述したように、外来では生育歴を聴取し子どもの問題の「根深さ」や、問題や症状の激しさ、自傷や自殺などの危険性、家族や学校（保育園や幼稚園）の環境改善の可能性をまずは聞き取り評価しなくてはならない。

このとき、周囲の大人も自分たちなりに子どもの行動を受け止め環境を変えようと努力してきたため、精神科医療を最後の手段だと捉えていることが多い。そのため、医療への期待感は高く、特に家族、時には本人も、医療にマジックを期待しているかのように感じられることがある。その結果、医師からすると、病院にすべてお任せといった保護者や学校の態度に憤りすら感じてしまうこともある。そのようなときは、子どもがSOSを諦めてしまったように、大人も

---

* 発達障害、特に自閉症スペクトラム障害の人の認知機能に合わせ、生活・学習環境や教材などの意味理解を支援する方策。特に、視覚的・物理的な創意・工夫が求められる。視覚支援も、その一つである。

矢が尽きた感を抱いていると冷静に考えるべきなのかもしれない。もちろんマジックはないということもきちんと伝える必要がある。

それでもまずは子どもを取り巻く環境をあらためて改善する努力をできるだけ具体的かつ慎重に、しかし時には初診時から投薬を行って、経過観察するのが一般的な対応だろう。

その後の入院の是非については、まずは外来治療では本人の状態像が改善せず（多少は改善しても）、さらなる悪化の危険性があるときや、生育環境からくる「根深さ」に対して環境の改善や周囲の大人の支援だけでは不十分、またはそれがあまり期待できないなど、子どもの苦しさや生きづらさの大きさや、それが改善される可能性などを判断の基準にすべきである。

次に、家族や周囲の大人にとって子どもはすでに手に負えず、大人が子どもを支える意欲や能力を失っている場合は、その膠着した人間関係や生活パターン、力尽きた各々の自己イメージなどから抜け出させるために入院適応を考えるべきである。本来入院は子どもの状態像や苦しさ、危険性から判断すべきではあるが、子どもを支える大人が混乱し力尽きていては、環境や関係性の改善を期待できず、結局それは子どもに影響してしまうため、この場合も入院適応と考えざるを得ない。

稀に子どもから入院したいと訴えてくることがあるが、このときは「入院したいくらいに苦しい」「入院しなければならないくらいに周りを困らせている」と訴えているにすぎないことも多く、そうした言葉が発せられても、入院を具体的にイメージしていると単純に考えるべきではない。子どもがその保護者のもとを一人で離れて未知の場所や見ず知らずの人の巣窟に自ら入り込むことを望むのは、それだけ厳しい局面から抜け出したいと考えてのことであり、基本的には捨て身のSOSだと考えるべきだろう。そのため、この場合も流されずにまずは外来で何が、どこまでできるのかについて冷静に判断すべきである。

入院はできるだけ避けることが望ましいが、乳幼児期から虐待（特にネグレクト）など著しい逆境のなかで育ち、十分な愛着形成がされず、他者に対する信頼感が醸成されていないような子どもでは、いたずらに外来治療を続けることで問題を先延ばしにしてしまい、時にはタイミングを失し、治療がより有効な年齢を超えてしまうこともあり、症状や問題行動の大きさだけからではなく、早い段階での入院治療の決断をすべき場合がある。逆境に引き続き置くことで、傷つくことが繰り返されるにしたがって治療は困難になり、ましてや思春期に至ってからの治療では治療者への負担も大きくなり、治療効果も多くを期待できなくなるからである。乳幼児期からの丁寧な生育歴聴取はこの意味でも重要だと言える。

また、外来で治療に行き詰まったから仕方なく無目的に入院を決めるのでは、入院治療も行き詰まる結果に終わってしまうだろう。入院の目的や到達点、すなわち治療目標を明確にする必要がある。精神科の治療による「完治」は困難だと言える。また子どもは成長し発達するため、変化も大きい。そのため入院治療の目標を定かにしておかないと、治療の効果の判断もできず、その結果いたずらに入院期間を長引かせて子どもに能力や必要以上の負荷をかけてしまい、職員の治療姿勢の統一性が崩れる原因ともなってしまう。

入院を具体的に考えるようになると、病棟の構造や職員の力量、他の入院している子どもの特徴やそれによる病棟の状況や雰囲気なども考慮しなくてはならない。発達障害といわれる子どもが多く入院している当センターの病棟は非常に賑やかで、子ども同士の刺激も大きく、例えば統合失調症の子どもを刺激の少ない環境で治療を進めたい場合には不向きだと言えるかもしれない。あるいは暴力的行為が激しい体の大きな男の子の治療は、多少年齢が低くても、男性看護師の多い思春期男子病棟で治療を行う方が、職員が余裕を持って治療にあたれるかもしれない。

いずれにしても入院治療は子どもにも家族にも大きな心理的・経済的負担をかける行為である。子どもや家族にとって、入院はそれを覚悟した結論であることを考えるとき、治療を引き受ける主治医にも相応の配慮と覚悟が求められるのである。

2. 入院を説得する

外来主治医が子どもを入院させる必要があると判断したとき、医師が判断したのだから、それを説得することも当然医師の義務だと言える。このとき当然、可能な限り子ども本人を説得すべきである。子ども本人が主治医の説得に応じたとき、入院生活は円滑にスタートし、入院期間の短縮につながる。また、親にのみ説得を任せる、あるいはだまし討ちのように入院させることは、特に入院治療が不十分な形で終了した場合に、退院後の安定した外来治療継続や親子関係に悪影響を及ぼす。本人にある程度納得させることは、入院後に数か月を要して治療者との関係作りをしてから本格的な治療が始まる事態になることを避けるためであり、退院後、無理やり入院させられたと言って親を恨み責めることなどがないようにするためでもある。

親の同意、入院に対する覚悟も重要である。主治医からだけではなく、親からの説得も子どもにとっては必要なことが多い。時になかなか診察に来られない子どももいて、そうしたときには、主治医の考えを親から子どもに伝えてもらうしかない。このとき、両親や家族内で入院に対する意見が異なる場合や、親に十分な問題解決能力やコミュニケーション能力、問題を理解する力が欠けている場合には、子どもはなかなか入院を納得できず、来院すらできず、容易には入院に至らなくなってしまう。親に子どもの特性や状況を十分に理解してもらうこと、それによって子どもが何に行き詰まり何に困っているのかを明確に伝えること、親と主治医との関係性も構築し、親が自分の子どもを委ねる気持ちになるようにすること、入院の意味と入院中に行われる治療行為などを具体的に伝えて親にも入院治療を具体的にイメージし、納得してもらうことなどを努力する必要がある。このときにはできるだけ両親や祖父母など、子どもに影響力のある者に対して説明することが望ましい。

親の治療を先行（精神科受診を進めるなどして）させ、精神状態を改善し、親としての判断力を強化するべきときもある。この作業は入院中の親治療や親子支援プログラムの成果にも影響していく。またこの際に、別居中や離婚調停中であっても、両親に親権があり双方の同意が必要であること、再婚家庭では、継父には親権がない（もちろんこの際も配慮が必要な場合もある）が、養父には親権があることにも十分な注意が必要である。

子どもを説得するときに５つのことが重要になると考える。１つには外来で主治医との関係性をある程度作ることであり、２つめは子どもが真に困っていることを把握すること、３つめは主治医が治療目的を明確にすること、４つめはできるだけ嘘をつかずに伝えること、５つめは主治医が治療に対しての覚悟を示すことである。

関係性を作るためにも、治療目標を明確に示すためにも、前述したように、子どもが何に困り何が思うようにならなかったのか、そのためにどのような努力や工夫をしてきたのか、どんな人生をどんな思いで送ってきたのかということに、真摯に耳を傾け、その人生に敬意を払い評価することがなくてはならない。これは診断の告知以上にはるかに重要であり、必要なことだと言える。また、その結果「何が問題なのか」をできるだけ具体的に伝え、主治医として何ができるか、何を改善し治療しようとするのかを明確に伝えることが大切である。そして職員一同それに向けて一丸となって努力することを臆さず伝える必要がある。この際に、予想される入院期間や生活上の制限（ゲームで遊ぶことの可否、親との面会のスケジュールなど）もできるだけ正直に伝えるべきである。それでも入院に向かおうとする子どもの姿勢は、入院後の治療者との関係性や、治療成果に影響するからである。

このようにすると多くの子どもは、不安が消えるわけではなく積極的ではないにしても、入院に応じることが多いのである。なぜならば、そこに至るまでの長い期間、周りの大人を散々困らせてきたという自覚もあるだろうし、自分の将来への不安を強く感じているだろうし、何よりも、最も困り混乱し救いを求めていたのは子ども本人だからである。いずれにしても、主治医だけではなく、親はもちろん家族や親族、学校の教師など、子どもを取り巻く大人たちが一致して子どもの入院に向かっている姿勢や、なんとしても子どもを救おうという強い意志を示したときに、子どもは入院を覚悟できるものである。もちろんそれは簡単なことではないが、理想とすべきこと、整えようと努めるべきことではある。

ただし、こうして覚悟して入院する子どもも、生活の急激な変化や淋しさなどから、入院後すぐに一旦その覚悟が萎えてしまうが多い。また入院中に、仲間関係、学習、行事などで挫折をするたびに退院したいという思いが頭をもたげることもあるだろう。主治医が入院継続を必要だと判断するならば、入院後もその都度何度も入院目標や本人の課題、すなわち入院治療の継続の必要性を子どもに伝え続けなければならない。また、この状況を治療者が余裕を持って乗り越えるためにも、親子に後悔を招かせないためにも、医療保護入院の措置をとることが望ましいと考える。

親の入院への同意や積極的な意思があり、十分な説得を試みても子ども本人が入院を拒否することは珍しくはない。時には入院日に子どもをだまして病院に連れてきてもらうことも稀には必要になる。この場合も最後まで説得に努めることが大切であり、半ば強制的に病棟に連れていく事態になっても、その最中に子どもに声をかけ、治療の必要性や入院の目的などについて説明し続けることも、少なからず子どもを安心させ、関係性を構築することに寄与すると考える。子どもは興奮して抵抗しているときにも、周囲を観察し、耳を傾けているものである。後になってそのときのことを詳細に記憶していて話してくれることも珍しくはない。

3. 子どもにとって入院することの意味

入院に納得して覚悟したように見えても、子どもにとってはやはり入院は大事件である。特に発達障害の子どもの多くは新奇場面が苦手であり、入院には大きな不安や恐怖すら感じるだろう。子どもによっては覚悟して入院してきたようでも、その晩に一人で泣いていたり、家に帰ると言って大暴れしたりといったことはよくあることだ。

子どもの日々は、親だけではなく、さまざまな人や物によって守られている。学校には友達と思える級友や幼馴染がいることが多い。一生懸命に付き合ってくれた担任や支援級の先生、保健室や部活の先生もいるかもしれない。家に帰ると、親はもちろんのこと、慰めてくれる猫や犬もいるかもしれない。部屋には自分でためた宝物や買ってもらったおもちゃやぬいぐるみがあって安らぎを与えてくれるかもしれない。自分の匂いの染みついた布団や枕で安心して眠りにつくことができていたかもしれない。入院して長く家を離れるということは、自分の心を支えていたこれらすべてを奪われて、たった一人で見ず知らずの環境に飛び込むということである。緊張し、心配をかけまいと泣かずに親と離れて入院してきても、部屋で一人になると泣いている姿の方が健康的で至極自然なことだろう。

入院すると生活のあり方は大きく変化してしまう。生活する建物や寝具、自分を取り巻く人々、就寝時間や起床時間、食事の時間やその内容、生活のあらゆるものが変化すると言っても過言ではない。すべてが子どもにとっては新奇場面である。ゲームをして0時過ぎても眠くならなかった子が、20時または21時の消灯時間にすぐに眠れるはずがなく、親の配慮で好きな物だけ食べていた子が、みんなと同じものを食べなければ空腹に耐えることになる。歯も磨かず風呂にも滅多に入らなかった子が、半ば無理やり清潔にされる。それをすることで、なんとか時間を過ごすことができていたゲームや携帯電話は取り上げられて、まさに「武器を奪われ素手で」病棟生活を送ることになるのである。また、各々の家庭にはその家庭特有の文化がある。就寝や食事の時間などの生活リズム、口の利き方、髪形やゲームの時間などについて許容される範囲、外食の頻度や服装などの生活パターン、それらはすべて家庭によって異なっているにもかかわらず、「病棟ルール」によって制限され従わざるを得なくなるのである。

対人関係はさらに大きく変化することになる。親との面会や連絡はしばらくできず、頼れるのは初めて出会った職員だけになる。元々愛着形成が十分ではなく、大人を信用できず対人関係の構築が拙劣であれば、はじめから上手く職員に依存することなどできるはずもない。自分の苦しさや寂しさを表現することも上手くないからこそ入院してきているのである。このときの不安、苦しみ、孤独感の大きさは察するに余りある。それにもかかわらず、それらの感情を自ら認識することすら不得意な場合もあり、そんなときはなおさら混乱するしかないだろう。

子どもが入院するとき、多くの場合、月・年単位と長期になり、また治療は生活場面を舞台に展開するがゆえに、病棟では、それまでの生活と大きく変わらざるを得ないということも治療者は知っておかなくてはならない。もちろん、子どもにとってのこのような危機は、一方で治療においてはチャンスでもある。この時期に職員が寄り添い、丁寧に子どもに関わり、気持ちを聞いて共感し面倒を見ることで、良好な関係を築く契機となるからである。

また、入院を説得する際に、これらの変化や子どもに及ぼす心理的負荷の大きさについて主治医は十分理解したうえで、子どもにも親にもある程度伝えておくことも避けるべきではない。子どももある程度生活が変わることは予想していて、入院の必要性を伝える際には、ゲームはできるのか、携帯電話は使えるのか、部屋は個室か、一人でお風呂に入れるのかなどと聞いてくることがある。多くの子どもにとって特にゲームができるか否か、ユーチューブを見られるか否かは死活問題のようである。これらが禁止だと分かった途端に子どもが入院を拒否することは頻繁にある。それでも事実は伝え、そのうえであらためて入院を説得すべきである。嘘をつくことはもちろん、曖昧にすることも、入院後のさまざまな適応に影響するからである。

4. 子どもの入院が家族に及ぼす影響

入院が子どもにとって大きなイベントであるのと同様、家族にとってもその影響は大きい。家族の関係性は長い時間をかけて培われたものであり、一人が抜けるということだけでも、家族の力動や関係性に大きな変化を生じさせる。親にとって、治療のためとはいえ子どもの養育を他者に委ねることは、自分の養育の非を認めることであり､時に敗北感や挫折感を抱くことにもなる。親族、知人、近所の人々への説明に窮することもあるだろう。子どもの苦しさを間近に見せつけられ、散々振り回されていた親にとって、入院は安堵の瞬間であるとともに、大きな傷にも負荷にもなる。

そのため、この間に、両親が離婚する、親がうつ状態に陥る、きょうだいが次は自分だと言わんばかりに不登校になることなども珍しくない。子どもが入院しているからと、毎年の家族旅行を控え、享楽的なものを一切排除しようとする親もいる。一方、母親が就労して余裕を取り戻し、子どもとの適切な距離を図ろうとする、住居を変え生活を立て直そうとするなど、前向きに動きだすこともある。

これらの影響は、入院した子どもが家族のなかでどのような役割を担っていたのかによって異なってくる。愛着障害の子どもが示す、支配—被支配の関係に逆転が生じ、暴力や命令などが見られていたような場合などにはその構造から抜け出すことによって、多くの親は比較的前向きな姿勢を持ち、親らしい余裕を取り戻すことができる。もっとも、残されたきょうだいがその役目を引き継いでしまうようなこともあり得る。一方、子どもが親の情緒的な安定に寄与していたり、家事の多くを負担していたりという場合などには、親がうつ状態に陥ったり、家族の生活が崩れるなどの変化が生じることが多いようである。

入院に際しては、主治医はこれらの影響を意識し、第三者（児童相談所、市区町村の子ども家庭担当課、祖父母など）の支援の可能性を探り、家族の変化をモニターし、時には親やきょうだいを精神科に受診させるなどして、外泊や退院時に子どもが戻る環境の安定に留意すべきである。

外来において、具体的な環境調整や配慮や治療行為を尽くしても、なお課題や問題行動や症状が継続して悪化するときに入院治療は判断される。その後、子どもと親の心情や変化に寄り添いながら、十分な説明や説得をするなど、入院に向けての準備をする必要がある。そのうえで十分ではないにしても、子どもと家族が納得して入院治療を開始することが、治療の効果を高め、入院期間を最低限にするために重要なことである。そのようにして、ようやく入院治療が始まるのである。

コラム

不安は子どものものか、職員のものか

発達障害のある子どもの多くは、見通しの立てづらさや種々の過敏さなどから、さまざまな場面で不安を感じ、それを自ら認識して言語化する力が不十分であるため、パニックやその他の行動化が生じることはよく観察される。

一方で、そうした子どもたちを日々支えている職員も、自分の言動が子どもにどう影響を及ぼすのか、なぜ子どもがなついてくれないのか、子どもがなぜ暴言を吐き暴れるのか、自分の勤務帯に大きな問題を起こさないかなど、日々不安と闘っていると言えるだろう。このこと自体は至極当然のことであり、治療する側は、自分の不安を認識し、常にそれと闘わざるを得ない。

ところが、その不安を自覚できない、自覚していても耐えられないということが、職員にも時々観察される。職員も生々しい感情を持った人間であり、職場を離れればそれぞれの生活があり、各々の立場で人生の苦楽と闘っている存在である。私生活で苦境に立たされていれば、入院している子どもたちに優しい眼差しを向けられないこともあるだろう。そのことはある程度やむを得ないことだが、専門的な職業人としてはそんな自分に気づくことが大切である。ところが、真面目な性格によるのだろうか、そういった感情を仕事に決して持ち込んではいけないと思うのか、何よりもそんな自分に気づくことができない、あるいは認めることができないと、無理をして最後は爆発しあるいは疲弊してしまう者も時に見られる。そんなとき、職員は自らの感情を子どものもの、あるいは子どものせいだと転嫁してしまうこともありがちなことである。

新奇場面の苦手な子どもが遠足やその他の行事に参加するとき、大きな不安を抱きやすい。それでもそれらの行事は治療のために行っているのであるから、できるだけ参加させなければならない。ところが、それを引率してサポートする職員が、子どもの集団の中でのテンションの高さや危険行為の可能性を心配して不

安に思うとき、子どもの不安を理由に参加に対して消極的な意見を述べることがある。自分の力では安全に成し遂げることができないと自覚することができるならば、役割を狭めたり複数で対応したりすることも議論ができる。ここでも自分の不安と子どもの問題を明確に区別する姿勢が求められる。

子どもを育てたことのある者、あるいは治療に携わったことのある者ならば経験があるだろうが、子どもの成長を考えたときに、多少の危険性があっても、冒険めいた行動を心配しながらも、見守り許容することが多々ある。治療も同様で、安全や無難さだけを考えていては、子どもの成長を促すことはできない。治療者はある意味で常にこうした危険性を背負わねばならず、時には子ども以上に不安を感じながら治療を進めなければならない。そのことは経験を積んでも消えることはなく、治療者の宿命であるとも言える。

コラム

入院治療における、対人関係場面での媒介の意味

人は日常生活のなかで、対人関係における緊張を和らげ、それを円滑にするために、さまざまの媒介を活用している。お見合いでは食事や映画などがかつては媒介として設定され、子ども同士ではオモチャやゲームなどの道具はもちろんのこと、趣味などの共通の話題という媒介も活用されることが多い。心理テストや箱庭などは心理士がよく用いる媒介であり、医師と患者といった立場の違いが媒介となることもあり得る。

入院当初から面と向かって１対１であれこれ聞かれることは子どもにとってかなりの緊張を強いられることになる。ましてや入院してくる子どもたちは、感情を言葉で表すことが苦手なことが多く、大人に対して SOS を出すことを諦めてしまっていることも稀ではない。それゆえ、直接面と向かって言葉でやりとりするだけでは子どもの緊張はなかなか緩まず、言語化を促し、関係性を作っていくためには決して効率的とは言えない。そのため、特に入院治療においてはこういった媒介の利用を意識する必要があるように思う。

入院してきたばかりの子どもが緊張した面持ちでそろりと近づいて、他の子どもたちがカードゲームを楽しんでいる様子を覗き込み、やがてルールを覚えて、その輪の中心に座るようになる。それもできない子どもは職員が卓球やトランプなどの相手をして、やがてその相手は職員ではなくなっていき子ども同士で楽しめるようになる。女子の髪を編んであげている看護師の姿を時々見かけることもある。療育活動ではスポーツやゲームをさまざまな規模の集団で行うことを通して、対人関係のスキルを学ぶようにしている。病棟生活でも当たり前のようにそ

ういった媒介を介した対人関係が展開されている。

一方で、入院してしばらく経った頃から、子どもがトラブルを起こしたときなどに「振り返り」を子どもと職員とが１対１で行うようになる。トラブルが媒介と言うこともできなくはないが、このときにはベッドの隣に座り、媒介なしで言葉によって面と向かうことになる。医師の診察の多くは、病棟内の診察室で対面し、子どもの生活や対人関係の課題について話し、整理しきれていない親子関係を振り返ったりしている。これはそれまでに培われた関係性という媒介があるからこそ意味を成す治療行為である。関係性のない人に腹を割って話すことはまずないであろう。

子どもの発達段階や情緒的な成熟度、あるいは病棟に馴染んでいく過程に応じて、無意識にあるいは意識して、媒介を活用し、あるいはある程度の関係が成り立った後には媒介なしで面と向かうことも入院治療において必要なことであると言える。保育士は遊びやゲームなど媒介を介した接触が得意であり、看護師は身の回りのお世話をし、体の管理といった媒介を駆使している。一方で医師や心理士は言葉による媒介なしの場面を持つことも多い。

このようにさまざまな職種がいること、さまざまな場や機会や媒介が豊かに用意されていること、そういった環境のなかで子どもたちが入院生活を過ごすことが、子どもの対人関係を円滑にし、育むものと考える。

第２章

入院治療に向き合う基本的姿勢

― 子どもの成育を促すために ―

はじめに

入院治療を行っている間にも、子どもたちは日々成長していく。

入院治療に携わる者は、その間の子どもの「育ち」に責務を負っていると言える。そこで、まず求められるのは、特別な対応や治療技法ではなく、これからしばらくの間、生活を共に送っていくことになる子どもやその家族とどのように向き合っていくのか、その姿勢や心構えである。

入院治療を通じて大切にしたいのは、子どもの生育歴・生活歴・家族歴についてあらためて丁寧に振り返っていくこと、地域で子どもを取り巻いている環境を詳細に確認し把握していくことである。子ども自身や彼らが生きてきた経緯にスポットを当てて関心を寄せ、より深く知ろうと関わっていく。この姿勢自体が治療となるし、治療目標を明確にしていくために不可欠な要素となる。また、彼らの地域における生活を具体的に知ることは、退院後の生活を見据えた治療を進め、それに向けた準備を整えることにつながる。さまざまな検討を重ねた末に、「退院後、一旦は家庭から離れ、施設で生活することがその子にとって望ましい」という方針になったとしてもである。

児童思春期病棟が子どもの育ちを保障していく場となるには、子どもの健康的な面に着目し続ける姿勢も必要となる。入院中と言っても、病棟や学校へ目を向けると、そこには、子どもたち一人ひとりが日々の生活を送っている姿がある。子どもは、入院が必要となった発達特性や精神症状から離れたさまざまな経験を積んでいるし、トラブルや逸脱も含め治療とは一見関係がないように見える経験の方が、生活の大部分を占めている。これらの経験をできるだけ自然に、そして適切に積ませ、また治療に活用していく術について触れていきたい。

われわれは多様な価値観のある社会のなかで、一人ひとり異なった個性や特性を持ち、互いに尊重し、影響し合いながら生きている。この章の最後では、重度知的障害を伴う発達障害児が、他の子どもたちと同じ病棟で共に生活することの意味について考えていく。それによって、児童精神科入院治療を実践していくにあたって、きわめて重要な示唆が多く得られるのである。

第１節　入院治療に携わる人の心構え

1. 入院治療で育んでほしい力

小学校５年生のあきらが入院を前提に、児童相談所職員に付き添われてやってきた。

父子家庭、３人兄弟の長男として育った。あきらが幼少の頃に両親は離婚、その後、母親とは音信不通になったままだという。養育能力に乏しい母親は、子どもが思うようにならないときや、自分の気分がすぐれないときに繰り返し暴力を振るっていた。あきらは、不可解な外傷で救急外来を何度か受診した経緯があり、その頃から児童相談所は継続して関わるようになった。

両親が離婚したのち、仕事の都合で父親の帰宅が遅くなると、あきらが食事の準備や洗濯など家事全般を担うことが常だったという。兄弟間の諍いは絶えなかったけれど、父親は、長男のあきらに対してのみ暴力を振るい、厳しく叱責することを繰り返していたようである。

父親が急な病に倒れて死去したため、社会的養護の利用が必要となり、兄弟３人は児童相談所一時保護所へ保護された。一時保護所での集団生活で、あきらは落ち着くことができずに動き回り、些末な刺激にも影響されて、いら立っていた。言葉遣いは乱暴で、毎日のように他児との衝突を繰り返した。職員の指示を聞かず、かといって身辺自立もままならない。家庭では、曲りなりにも家事を担ってきたと聞いていたけれど、何をするにも手順は自己流で非効率的であり、最低限の清潔保持も身に付けてはいなかった。一時保護所の職員は、丁寧な助言や支援を心掛けたものの、あきらはそれを受け入れることなく、むしろ過剰に反発し、時には暴言や暴力、物に当たるなどの行動を繰り返していた。

この段階で、児童福祉施設や里親のもとでの養育は困難であると判断され、当院での受診となった。初めて診察室で会ったとき、眼光鋭く、最大限の警戒心を露わにしていた。しかし、こちらからの語り掛けには、ぼそぼそとだったものの自分の言葉で応じようともしていた。浅黒く日焼けした顔や手には、複数の傷痕があり、手甲には煙草の火を押し付けられたと思われる火傷の痕も複数見られた。

入院治療の時空間で出会う子どもの育ちに寄り添うこと

他の社会的養護の場でも同様だが、入院治療の現場でも、あきらのような長く厳しい被虐待体験を背負った子に遭遇するのは珍しくない。生育歴や生活歴を聞き取るなかで、子どもが味わってきた暮らしの厳しさや悲惨さに耳を疑いたくなることもある。また、目の前にいる子どもの様子から、明らかに多くの厳しさを抱えてきたことが推量できるのに、成育に関する情報がほとんど把握されていない場合もある。こういった暗澹とした成育の道に触れると、治療者自身が、途方に暮れそうになってしまう。

そうした場合、治療者は子どもにどのように接すればよいのか。複雑に入り組んだ多くの事情や課題を背負って、子どもは入院してくる。一人ひとりが抱えている生活背景や課題がそれぞれ異なっているのだから、治療的アプローチの仕方も当然、一人ひとり異なってくる。

しかし、治療者であり支援者である大人は、時間･空間を共有することによって子どものこれからの育ちに関与し続ける責務を負っている。そのことはすべての子どもに共通している。

入院治療は限られた時間と空間のなかで進められる。その時空間のなかで、治療者はどのような育ちの力を身に付けてほしいと子どもに期待しているのか。育んだ力を基に、退院した後、地域社会でどのように生きていってほしいと望んでいるのか。そのことを緻密かつ具体的に考察することが、治療者に求められている。

入院後のあきらについて、かいつまんで述べておこう。

入院してしばらくのあきらは、職員に対してだけでなく他の入院児に対しても強い警戒心を抱き続け、周囲の様子をうかがいながら生活していた。徐々に他児と交流する場面が増えていったが、そのことはトラブルの増加にもつながっていった。あきらが口にする言葉は、ほとんどが暴言や脅迫じみた内容だった。その都度、職員が注意して適切な言葉を伝えても、あきらは驚いた表情を浮かべ、指導されていること自体が腑に落ちないといった様子で、時には被害的な思いを募らせて不穏な様子を見せた。

ひとたび不穏状態に陥ると、あきらは自分ではどうすることもできず、まき散らすように暴言・暴力・物に当たるなどが続くため、保護室（精神保健福祉法に基づいて、一定の要件下で、鍵のかかる個室で一時的に行動制限を実施する枠組み）で休息を促すことが必要になった。あきらが冷静さを取り戻した後に、職員は彼の言葉にじっと耳を傾け、これまでの辛い生活を労った。

そのうえで、自分も相手も傷つかなくてすむ、より良い対応について粘り強く伝え、言動の改善を促した。こうした働きかけを繰り返すなかで、あきらは穏やかな言動へと改善していった。日々の生活場面においても、あきらが病棟生活で少しでも生きやすくなるように、身辺の整頓や清潔保持などについて、細かく指導・援助を続けていった。時にはあきらの了解を得て一緒になって、時には本人に気づかれないよう細やかな配慮を続けていった。

このようなやりとりが数か月続いた。やがて、遊びや活動プログラムの最中に、気分が高揚してくるとトラブルに陥いることを自分では気づくことができないため、周囲の職員から教えてもらいたいと思っていること、そうした傾向は不安や不満を感じるときにより強くなることを、あきらが自ら語るようになってきた。

そこで、あきらと職員で一緒に「約束」を作り、気分が高揚してくると職員からあきらへサインを出して、それが出たら自室へ一旦戻ることでトラブルを回避し、休息を促した。病棟全体でも対応の統一を図った。この頃には、職員からほめられると素直に受け入れるようになり、上手く切り換えできたことをあきらと職員が「成長」として共有できるようになってきていた。この時点で入院治療としては半年ほどが経過していた。反射的・衝動的な言動は相変わらず出てしまい、その都度介入することは必要だった。しかし、病棟における集団場面では子どもらしく遊んでいる姿も増え、その表情や言葉遣いは穏やかなものになってきた。

元々、器用な一面もあり、適切な指導を行うことで身辺自立も格段に上達した。ただ、遠慮なのか叱責を恐れているのか、些細な困りごとでも自分から職員へ相談することはできなかった。そのため、退院するまで、職員側から声をかけて手助けすることが必要だった。

1年足らずの入院期間中に、あきらの口から被虐待体験を含む家族史が語られることはなかった。しかし、それらはいずれ、あきら自身が向き合わなければならない課題として関係機関や支援者間で情報を共有し、児童自立支援施設へ退院していった。

入院治療で育んでほしい力

入院治療の場で、子どもが抱えてきた問題のすべてを改善させることはできない。子どもたちは、せいぜい2、3の課題を整理できるようになる程度で退院していく。ただ、入院中に味わうことができたさまざまな経験が、退院後、子どもの人生に大きく影響を及ぼすことは容易に想像できる。

価値観も生き方も生活様式も、ますます多様化する現代社会で、自立とは、その人らしく社会参画できることだと考えられる。そのためには、自分でできることは自ら取り組み、困難に直面した際には、些細なことでも周囲に適宜相談し、頼れるようになることも必要となる。家族、友人、地域のつながりで対処できることもあれば、公的機関が提供する支援が必要な場合もある。人は、一人で生きていくことはできない。何気ない日々のやりとりで、必要に応じて周囲の人や社会資源に依存し、あるいは、周囲の働きかけを適切に受け入れながら生活している。

児童思春期精神科で入院治療が必要となるのは、子どもの症状、能力、特性による場合もあり、周囲の働きかけや成育環境による場合もある。いずれの場合にせよ、子ども自身が適切に支援を求めたり受け入れたりすることが、困難な状態に陥っている。こうした子どもが、適切に援助を求めたり適宜他者に依存することができるようになることこそが、入院治療のなかで子どもに育んでもらいたいと治療者が望んでいることである。それを身に付けてもらえれば、退院した後に続くライフステージにおいて、その人なりに自立して生きていくことが保証されることになる。

入院当初、夢や希望などを全く語ることがなかった子どもが、退院が近づく頃になると、看護師や保育士、あるいは教師になりたいと、控えめにでも打ち明けてくれることが少なくない一方、医師になりたいと言う子どもには、残念ながら一人も出会ったことがない。生活に直接関与し支援する大人が、いかに子どもにとって人生のモデルとなり、目標となっているのかを再認識させられる。退院後、さらに広い世界で、子どもは多くの支援者に出会い、さまざまなモデルを見つけるなかで、目標はより現実的で実現可能なものになっていくのだろう。

また、自らの養育者がどのような人物だったのかを思い出してみて、自分は一生恋愛なんてしない、家庭は持たないと力説していた子どもが、退院後、幾多の困難にぶつかりながらも、多くの人に支えられ生きていくなかで、人を愛する力を育んでいく。それは、自分自身に対してのみならず、周囲にも目を向け、他者に依存するだけでなく、他者を尊重し、自らが依存対象となる姿勢が育まれた結果と言えよう。これらのことも、子どもが「育つ」ということだと言える。

極端に言えば、生きることに自信を失い、絶望した子どもが、その先の長い人生を「私は生きてもいいんだ」と思えるようになること。入院治療の場とは、その基盤となる力を育む役割を担っている場なのではないか。

2. 子どもの成育にとって必要なこと

入院治療における子どもの成育とは

そもそも子どもの成育とは、どのようなものだろうか。

悲惨な戦禍や甚大な災害下でも、子どもが育っていく事実は誰もが知っている。児童精神科臨床の現場で出会う子どもの中には、昨今、マスコミを賑わせているような虐待を受けてきた子どもも少なくない。また、われわれの前に現れることさえできないような逆境下にある子どもは、それよりもはるかに多いだろう。そういった子どもも大人になっていく。生物学的な成熟のみから子どもの成育を考えるなら、安心や安全は必須ではないのかもしれない。

しかし、われわれが子どもの成育を語る際、単なる生物学的な成熟だけを指すのではなく、心身両面の健やかな成育に加え、その子らしく地域社会で生活してほしいという思いも含んでいる。つまり、その時代、その地域社会に連綿と継承されてきた文化・伝統・日常生活習慣を引き継いでいくこと、子どもたちがその文化圏で普通に生きていくための技能を獲得していくことなども含まれていると考えるべきだろう。

そのため、子どもの入院治療を行う際、危機介入や急性期の状態を鎮めるだけでなく、入院期間中の「育ち」に目を向け、保障していくことが求められる。

子どもの成育に必要な経験

事例：リコ　小学校５年生　女児

両親からの虐待により、一時意識不明となり、生死の境をさまよった小学５年生のリコ。救急病院で奇跡的に一命を取り留め、その後、治療にあたった医師や児童相談所の職員から、児童精神科での治療を求められて入院となった。

入院中、リコは、同年代の子ども集団では安定した関係を保つことができず、常に誰かを攻撃して仲間はずれにするような言動（本人は気づいておらず、結果として周囲が振り回されることが多かった）、リストカットなどの自傷、大小さまざまな逸脱を繰り返した。職員は日々の対応に追われ疲弊していたものの、なぜか、担当職員を中心とした大人との１対１関係は、比較的早期に安定していった。

本来であれば、１対１関係を構築するのにも苦労しそうな子どもであり、職員も少し不思議に感じていた。その後、関係機関を通じ、成育経過や養育状況を確認し整理してみると、リコが就学前、短いながらも祖母と同居していた時期があり、非常に可愛がられ大切に育てられていた経験があることが分かってきたのである。

（＊）

祖母との関係が、入院中のリコの言動にどのような影響を与えていたのかは、はっきりとは分からない。ただ、リコと同様に苛烈な環境のもとで育ってきた後に、入院治療を必要とした子どもたちのなかで、多くの行動化を示しながらも担当職員と比較的早期に安定した関係を構築できる子に出会うことがある。

それらの子どもたちの生育歴や養育環境を詳細に確認すると、多くの場合、リコ同様に短期間であっても特定の大人によって大切に養育されてきた経緯が確認できる。関わってきた大人が、血縁者であっても、非血縁者であっても、社会的養護を担う施設職員、時には近所の世話好きの隣人だったとしても、子どもにとっては非常に重要な役割を果たしていたことがうかがえる。入院治療の場も、短期間で非常に限定的ではあるにしても、こういった経験を提供できる場でありたい。

そのために、先に述べたあきらやリコを念頭に置きながら、入院治療の場で求められる「子どもの成育に必要な経験」とはどのようなものなのかについて考えていく。

①子どもとして世話され、助けられる体験の重要性

第一に必要なことは、子どもが、子どもとして無条件で世話され、助けられるという体験を積めることである。

子どもは、本来、大人に保護され監護される環境で成育していく。生まれたてのヒトの赤ん坊は、自ら生きる術を持っていないし、適切な養育環境が用意されなければ、たちまち生命の危機に瀕する。ところが、この生命の危機を脱した後、就学を迎えるよりずっと以前から自ら食事をとり、身の回りのことも不十分ながら自分でこなしている子どもがいる。就学する頃には家事の多くを担い、時には、養育者であるはずの大人を心身共にサポートしている。災厄渦中の子どもは、そのいびつさに気づくことなく、治療者の前に現れたときには心身共に疲弊している。

このような子どもたちが入院してくる。彼らは、不安を感じていたとしても大人に支援を求めることはなく、近くで過ごそうともしない。近くで過ごしているかと思えば、ほとんどは大人の手伝いをしている。子ども同士の遊びに入っていても、年少児の世話係としてただ場を共有しているだけに見える。彼ら自身に妹や弟がいる場合は、この傾向がより一層際立つ。夜間、就床時に職員が寄り添うと、口をつくのは家に残してきた家族がどう過ごしているか、とりわけ養育者であるはずの大人のことを心配する。

一見、大人に従順で手もかからない、手伝いもしてくれる、いわゆる良い子に見える。しかし、実際には、心身共に疲弊し、家庭や学校での日常的な活動さえもままならなくなっていたり、周囲の仲間や大人に自身の思いを伝えられず、整理されない多くの感情を抱えていたりする。時には、目が届かないところで自傷や他害といった行動に至り、物の取り込みなど反社会的行動に陥っていたりもする。何かをしようとしても、強い不安がわき起こってしまい実際の行動には移せず、自分の意思で行動を決めることも困難なようである。背景に隠された思いは表出されることなく、その子自身が気づいていないことも多い。

こうした姿を見たとき、やはり児童精神科の入院治療が必要な子どもなのだと感じさせられる。

背景は異なっていても入院している子どもたちの多くは、自ら援助を求めることができない。それどころか、どのようなことであれば助けを求めてよいのか、いつ、誰に、どうやって助けてもらえるのかということさえわからない。職員は、「あなたは子どもなんだよ」「子どもとして過ごせばいいんだよ」と、ことあるごとに語りかけ手助けしようとするが、当の子どもは戸惑い首をかしげるばかり。時に支援する職員に対し、疑いや拒否の眼差しを向ける子もいれば、「聞いたら怒られると思って……」と、叱責やさらにひどい仕打ちに怯える子もいる。「それって、助けてもらえるよ」と伝えると、彼らからは明らかに驚き戸惑った表情が返ってくるのである。

こうした子どもにこそ、大切になってくるのは、日常的な何気ない関わりや支援ではないか。特定の大人（たち）が、規則正しい生活と、その日の食事や寝床を心配しなくてよい環境を提供してくれる。決まった人が、決まったことを、決まった時間に、という当たり前の生活を保証していくことが、子どもの成育の基盤となる安心や安全感につながっていく。子どもにとっては、大人が自分たちを守ってくれる存在であり、心地良い体験を提供してくれる存在として、身近に感じられるようになる。

あきらにしても、リコにしても、入院治療という場ではあるけれど、職員がまず生活支援を粘り強く行っていくことで、ようやく安心や安全が保たれる暮らしが可能になっていったのである。

②発達段階の評価に基づいた支援や課題を提供する

第二に必要なことは、子どもたち一人ひとりの発達段階に応じて、生活環境や課題設定を繰り返し見直して評価すること、そのうえで適切な支援や課題を提供していくことである。

入院治療で出会う子どもたちは、一人として、同じ発達特性があるわけではないし、同じ環境で成育してきてはいない。暦年齢に照らすとすでに獲得していることが期待される技能に凸凹が認められたり、欠落していたりする。また、本来獲得されていなくてよい年齢不相応な振る舞いや言動（例えば性化行動など）

が、その意味も理解されないまま染みついていたりする。

そのため、子どもたち一人ひとりの発達段階について、身辺自立や対人関係、学力など、生活全般を細分化して評価し直すことが求められる。その評価を基に、一人ひとりに合った無理のない、ただし、成育を促すのに必要な課題をオーダーメイドしていくことになる。子どもの成育には、連続性のある達成可能で過不足ない課題を提供できる環境が必要で、このとき、子どもが課題に取り組む傍らに、その子の状態を的確に理解した大人が寄り添うことが求められる。

病棟で多少の落ち着きを見せたあきらは、口達者で、器用な一面を持ち合わせていたことより、入院以前には、学校や家庭で能力以上のものを求められていた。そこで、入院後、あきらの発達段階について、職員が生活に寄り添いながら細かく評価し、背伸びをしなくてもよい課題を提供していったのである。子どものアセスメントや、それに基づく課題設定、支援のあり方については、第３章で詳しく述べたい。

子どもが課題に取り組むとき、そばに寄り添う職員の姿がある。この特定の職員と安定した関係を構築していくことが、彼らの発達段階に応じた課題や環境を提供するためには重要であり、第三に必要なことになる。

③子どもに伴走する大人の存在

新たな課題や負担を感じる場面に向き合うとき、子どもは不安を募らせ危機感を抱く。その場に特定の大人が寄り添い関わっていることで、子どもが安心し、不安や負担を感じたとしても少しずつでも課題に取り組むことができるようになっていく。課題を達成できれば、その場に居合わせた２人は思いを共有することができるし、そのとき、職員から認められ、ほめられれば、子どもの自己肯定感がさらに高まっていく好循環を生む。職員の存在を感じつつ、そうした体験を積み重ねることで、子どもは冒険しながらさまざまな体験を積もうとする主体性や積極性を育んでいく。

ここまでのやりとりが適切に積み重なっていれば、時間の長短はあったとしても、入院治療の基盤となる職員との安定した関係は構築されているだろう。これは、のちに子どもが成育していくことへつながっていく。ただ、ここまでに非常に多くの時間を費やしても、この時点で入院治療の終結を迎える子どもも、残念ながら存在する。

④子ども集団での体験を保障する

第四に必要なことは、安定した職員との関係を基に同年代の子どもと関わり、そのなかで多くの体験を積むことである。

子ども集団における体験は、トラブルも含め何ものにも代えがたい。職員が散々知恵を絞って工夫を重ね辛抱強く伝えても全く耳をかそうとしなかった子が、他児から指摘されると、さも初めて気づかされたかのように納得してしまう。そうした姿を子どもの入院治療に携わる者は容易に思い浮べることができるのではないか。

入院治療が必要となる子どもは、地域の比較的健康な子ども集団の中にも居場所を見つけられなかった子たちである。ほんの十数年前までは、入院治療の場でも、多くの子どもが憧れ、モデルとなるような年長児が存在したし、その子が退院すると、別の子がその立場に成り代わっていくといったこともあった。しかし、21世紀に入って間もない頃に「最近の子どもは、自分たちだけで遊ぶことができない」とベテラン職員が話していたのが思い出される。

現在、児童精神科入院治療において発達障害特性を持つ子どもが激増し、入院している子ども集団の中でモデルとして振る舞える子に出会うことは非常に稀となった。そのため、入院治療で子ども集団が機能するには、支援者の適切な介入が必要となる。また、支援者である職員には、子どものモデルとなることも期待される。

子どもは遊びの中から多くのことを学び成長していく。ヨーヨー、けん玉、折り紙、編み物（最近では、学習や運動、サブカルチャーの知識など）など、職員が子ども時代に没頭して身に付けた遊びの技術は、今でも子どもの目をくぎ付けにし、こういった技術を持った職員は、他の場面でも一目置かれる存在になる。また、子どもに関わる大人は、日々の身だしなみや言葉遣い、他者に接する際の態度など、遊びだけでなくさまざまな面で、子どもにとってモデルとなっていることを心に留めるべきだろう。

⑤自己認知を深める

第五に必要なことは、子どもが自身の特性や個性、能力を適切に知ることである。それは、今の自分に何ができて何ができないのか、できないときにはどうすればよいのか、自分の課題は何なのかを知ることとも言える。

これは、個々の子どもによって異なるし、成育に伴い刻々と変化する。先に述べたように、治療者には、暦年齢に囚われずに子どもたち一人ひとりの発達段階やそれまでの生活史から考えられる経験を評価し、適切な課題を計画して提供することが求められる。

子どもが周囲に助けられながらさまざまな課題に取り組むなかで、自らの到達点とその後の課題についても気づき、考えられるよう促していく。自身の特性や個性、能力を知っていれば、将来社会生活を営む際、自分でできることは自ら行い、必要時には周囲に助けを求めることもできるようになる。

生きていれば、やむを得ない突発的な出来事に遭うことも多々ある。また、就労や新たな家庭を築くなど大きなライフイベントも経験していく。その都度折り合いをつけつつも、ときには周囲の力を借りながら、自分に合った環境を選択していく力は、さまざまな場面で、その人が良好な適応を保ち生きていけるよう導いてくれる。

⑥子どもの個別性を尊重する

第六に必要なことは、多様な価値観のなかで、子どもの個別性が認められ受け入れられる体験を積むことである。

現代社会においては、多様性を認め合う重要性が指摘されている。瞬時に世界中の情報が手に入り、多様な文化や価値観を持つ世界中の人ともやりとりができる。生活様式や働き方、人生の歩み方、価値観も一人ひとり異なり、自ら選択することが許されている。それは、多くの可能性を秘めている反面、何が正しく、何が誤っているのか、その判断とその後に続く行動は、個人の責任に委ねられることも示している。いずれ、子どもは、こうした過酷な世界で自己決定しながら生きていかなければならない。

そのため、入院治療の場でも、可能な限り多様性を認め合う環境を提供していくことが必要となる。幸い児童精神科病棟の運営には、医師や看護師、心理士などの医療に関する職員だけでなく、保育・教育・福祉の専門職員も関わっていることが多い。さらに広く見渡せば、給食、清掃、環境保全、事務職員など、日常生活を送るうえで欠かせない職員も存在する。病棟そのものが、多様な価値観や役割を持った大人たちによって運営されている。

子どもを中心に据え向き合う

このような生活環境で、子どもは多くの大人に助けられながら日々暮らしている。暮らしのなかで得られた経験を通じ、子どもは、周囲の大人に適切に依存して援助を求めることができるようになっていく。これは、いずれ他者を信じる力を育み、将来、子どもが社会のなかで、希望を抱きつつ自己決定して生きていくことへつながっていく。

病棟は小さいながらも、一つの社会と言える。そこで生活している子どもや大人は、一定のルールのなかで向き合い、時にはぶつかり合いながら時間と空間を共有する。その際、子どもと大人の区別なくすべての人の権利や意見が保障されることが重要であり、それが子どもの成育に大きく影響していく。

治療者は、たとえアプローチの手法が異なっていたとしても、子どもの治療に関して、同じ方向性を持つことが求められる。つまり、多職種で構成される病棟職員には、自身の専門性を発揮しつつも、互いの職性に敬意を払い尊重し補完し合うという心構えが求められるのである。その際、「子ども」を中心に据え、すべてが子どもの成育に深く関与しているという認識を持って協働していく仕組みが必要になる。

また、大人と子どもの関係は、完全には対等なものとならない。このことを、われわれは忘れてはならない。大人はしつけや社会的規範、その年代に応じた適応的振る舞いを伝承する役割を担っているのであり、そこには必ず不均衡な関係が存在する。

しかし、大人も常に完璧な対応などできない。そのため、治療者には子どもと向き合う際、目の前にいる子が歩んできた人生に目を向け、それを少しでも知ろうとし、その子の揺らぎに寄り添い、支え抱えようとする姿勢を保ち続けることが必要となる。子どもの良きモデルとして関与しつつも、大人として子ども集団に関わる以上、治療者にはそこで生じるさまざまな葛藤を抱え続ける覚悟が求められる。

人は、生きていれば、多くの不安や葛藤を抱えてゆく。それは、治療者としてだけではない。そのなかで、泥臭いながらも、迷いつつ奮闘する大人の姿を子どもに示していくこと、そのこと自体が、彼らの成育につながっていくと考えている。

3. 入院治療の場でスタッフに求められる心構え

目の前の子どもを知り、その生い立ちを知る

入院治療の場で子どもたちと関わっていてつくづく感じるのは、子どもはなんと正直であるかということだ。

治療経過や必要とする時間は子どもによって大きく異なるが、適切に手間ひまかければ、子どもは必ずそれに応えてくれる。入院期間中に目立った変化がなく、むしろ一時的に精神症状や行動化が悪化するようなこともあるが、退院した後にその子が大きく成育していく姿を見ることも少なくない。やはり、この子にとって入院の期間は必要な時間だったのだと気づかされる。

そこから考えると、入院治療で子どもと対峙する職員には、真摯に子どもに向き合い、その子のことを深く知ろうと努め、関与し続けるという心構えが必要となるのではないか。

入院治療において重要となるのは、生育歴・生活歴・家族像の詳細な把握や確認である。これまで、その子が、どのような生き方をしてきたのか、身に付けてきた対人関係のとり方や問題解決の方法はどのようなものか、課題に向き合う際に周囲の環境はどうなっていたか、大人たちはどのように働きかけてきたのか。入院治療に至る子どもは、地域で過ごしてきた生活が何らかの形で破綻し、外来治療も行き詰まっている。その要因を的確に把握していくことが、以後の治療につながっていく。

通院での治療期間が長いと、主治医や外来で担当するケースワーカーが、多くの場合、その経過を把握している。子どもには、すでに何らかの精神医学的診断が下されており、カルテ上の診断名が複数あることも珍しくない。入院治療は、それらの情報を頼りに行っていくのだが、直接関わる病棟職員には、あらためて生育歴や生活歴を聞き直すことから始めてもらいたい。

これから、一番近くで子どもに関わり対応していく病棟職員が、子ども本人、家族、養育者の思いや不安を傾聴し、入院に至るまでの苦労や疲弊について労いを伝える。この作業が、子どもや家族の安心にどれほど強くつながることだろう。

また、さまざまな職員があらためて生育歴や生活歴を聴取することで、その人の職種や個性により、聴取される情報は少しずつ異なってくる。異なる視点から子どもや家族を捉え直すことで、それまで気づかれていなかった問題の本質が見えてくることも少なくない。

そして、事前情報から、「ADHDの」「自閉症スペクトラム障害の」「アタッチメント障害の」○○さんとして捉えるしかなかった子どもが、目の前にいる、困難を抱えた一人の子どもとして理解し感じられるようになってくる。子どもの連続した人生を知ることで、今の姿の背景がようやく見えてくるのである。

事例：さとし　高等学校2年生

登校前になると腹痛がひどくなるとのことで受診した高校2年生。入学当初より、学力面、対人関係面共に、特に目立つ存在ではなかった。少ないながら友達もおり、孤立しているわけではなかったものの、さとし本人は、高校2年の秋頃より集団に入りづらいと感じていた。

同じ頃、体調不良を理由にそれまで所属していた水泳部を退部した。自宅では、話を聞かない、約束を守れない、身支度ができないと、母から頻繁に注意を受けて口論が絶えなくなっていた。かろうじて続けていた登校も徐々に困難になり、無断で遅刻や欠席を繰り返すようになっていた。

通院した際の診察で、さとしからは、登校前になると微熱や腹痛が生じ、嘔気を催すこと、クラスメイトと関われないわけではないが、彼らが談笑している姿を見ると疎外感を感じること、高校入学後、徐々に学習に対する意欲や集中力の低下を自覚していたことなどが語られた。自宅でのやりとりについても、母の求めていることは理解しているが、どうしても反発してしまうと語った。

この時点で、思春期特有の自己同一性課題に躓き、集団への適応の困難から軽度の抑うつ気分を伴う身体化症状が生じている、と多くの治療者は考え治療にあたるのではないか。

ただ、さとしは、小学校年代に苛烈な暴言・暴力を主訴に入院治療を受けた経験があった。

学力面は優秀だったが、小学校入学当初より落ち着きのなさや離席が目立ち、休み時間や授業時間を問わず、他児への過干渉や暴力が見られた。教員の指導にもさとしは反発するばかりで、対応に苦慮した学校は、家庭に頻繁に連絡をすることになった。しかし、家族は、さとしが学校だけでなく地域で起こすさまざまなトラブルへの対応に追われ、疲弊し連携すらままならない状態に陥っていた。

そうしたなか、小学３年時に初めて受診して入院となった。その頃の様子は、次のようなものだった。

多動、注意集中困難が著しく、興味ある遊びも長続きはしなかった。忘れっぽく、整理整頓は苦手で、自室は使いかけの物であふれていた。他児と遊ぶ際は、衝動的にちょっかいをかける、勝敗に過度にこだわる、自己中心的なルールを押し通す、大人の指示を聞けず返事は良くても同じ失敗を繰り返す、といった傾向が認められた。その様子からは、注意欠如・多動性障害、こだわりや社会性に多くの課題があるという点では、自閉症スペクトラム障害などが考えられた。

ところが、幼少期からの生育歴を整理してみると、かなり複雑な背景が見えてきた。

さとしは、正常満期産で出生、その後の発達も順調で、乳幼児健診でも特に異常を指摘されることはなかった。母親は、親族の反対を押し切り未婚でさとしを出生しており、身近に相談したり頼ったりできる者はいなかったようである。母親自身、就労などで問題となることはなかったものの、決して生活に余裕があったわけではなかった。いつも疲れていた母親は、家では些細なことで激高し、さとしに対しても暴言や暴力を振るうことが日常的となっていた。年少から通い始めた保育園で、彼は粗暴な言動のため集団での活動が困難であることを指摘されていた。また、就学までに複数回、保育園や近隣住民からの虐待通告があり、児童相談所も関わりを持つようになっていた。

こうなると、高校年代の不安、抑うつ、対人的ひきこもり、小学校年代の多動、衝動性、集団活動の困難さなどの要因として、幼少期から続いていた虐待の影響を念頭に置くことが必要になってくる。

さとしが抱える課題は、発達特性に由来するだけでなく、それまでに身に付けてきた歪んだ対人関係のあり方、情動の不安定さ、過覚醒といった感覚異常、また、それらが複雑に絡み合い生じていると捉える視点が必要だった。

そう捉え直してみると、さとしの高校年代の状態も、自ら不安を認識し抱えることができるようになった結果生じたと理解することもできる。そのため、治療者は、成育過程で起きる自然な変化であることを確認し励ますようにさとしに接した。

このように伏せられてきた生育歴を知ると、断片的な状態像評価がいかに危ういものか、丁寧な生育歴・生活歴を確認したうえで病態を多角的に評価し、その時点で必要な治療的関与を実践していくことがいかに重要なのかを考えさせられる。

子どもが表出する症状の背景を理解し対応する

臨床現場で子どもが表出させる症状は、生来的特性に加え、それまで生きてきたなかでの体験が複雑に絡み合って形成されていると考える必要がある。そのため、マニュアル化した治療を提供することは困難であり、危険であり、次節で述べるようなさまざまな工夫を凝らし、その子だけにオーダーメイドした治療プログラムを提供することが求められる。

また、入院に至るまで子どもたちが生きてきた世界には、各々異なった生活様式や価値観が存在する。子どもにとっては、これまで生きてきた世界がすべてであることを治療者は忘れてはならない。その言動や振る舞いに対し、疑問や不快感を抱き、社会的に受け入れられないと感じたとしても、それは、与えられた環境に適応して生きるために彼らが獲得してきた力であることも多いと理解すべきである。頭ごなしに指導し修正しようとすると、子どもに混乱を来すばかりか、強い反発を招くことになる。今までの生き方を否定するのではなくむしろ労いの言葉をかけ、これからどうすれば互いが気持ち良く生きていけるのかを根気強く伝えていくことが重要となる。

ただし、子どもを受容することと、その言動すべてを許容することは、明確に区別しなければならない。退院後の生活を想定し、そこで許されない言動は入院中も許容すべきではないし、そうした言動を改善すること自体が、入院治療の主な目的になっていることもある。介入すべき際は介入し、子どもと真摯に向き合うことが求められる。

言うは易しであるが、臨床現場では、これらが混同されて大人にとって都合良く解釈されて行われることがあるのではないか。「彼は発達特性が強いから」「彼女は虐待を受けて育ってきたから」と解釈することは、彼らの反社会的・非社会的言動が許容される理由とはならない。特性や生育環境に配慮しつつ、なぜその言動に課題があるのか、どうすれば適切な表出となるのかを子どもに説明する技能と覚悟が、対応する職員には求められる。

子どもにとって、モデルとしての大人

入院治療に関与していれば、子どもが大きく成長していく姿に驚かされた経験は、病棟職員の誰もが、一度ならず経験しているのではないか。言葉遣いが劇的に良くなる子、優しく他児に接することができるようになる子、大人を頼りつつ新たなことに挑戦できるようになる子、活動的に集団遊びを楽しめるようになる子などである。子どもにとって、病棟で集団生活を送り、さまざまな新しい経験を積むこと自体が治療となっている。

繰り返し強調するが、その際、われわれ大人は、子どものモデルとなっていることを忘れてはならない。子どもは、職員の振る舞い、それこそ一挙手一投足を見ており、その言動や子どもに接する姿勢が学びとなっている。さらには、職員が他の入院児に接する姿を客観的に見ることの意味も大きい。普段から、たとえそれが職員同士のやりとりだったとしても、自らの言動に細心の注意を払うことが必要である。

子どもの利益を最優先し、代弁者であり続ける姿勢

子どもが成育してきた傍らには多くの大人が存在している。親を中心とした主たる養育者、祖父母などの親類、挨拶を交わす地域の人、学校など教育機関の関係者はもとより、時には児童相談所や福祉・行政機関の職員など、さまざまな立場の大人が子どもに関わっている。治療者には、入院に至るまで関わってきたそれらの大人とこれまでの経過を共有し、入院後の治療を円滑に進めるために、良好な関係を築き協力が得られるよう働きかけることも求められる。

一方で、子どもの利益を最優先し、養育者や地域の大人たちに対応の改善を毅然として求めていくことも必要となる。

入院生活を安心して送ることができるようになり、職員との関係が落ち着いてくると、子どもから、地域でのさまざまな体験が語り出される。時には、養育者から虐待を受けていたこと、学校や地域できわめて悪質ないじめ被害に遭っていたことなども語られる。その際、治療者は、入院まで子どもと良好な関係を築き、子どもたちを支えてきたと考えられてきた大人と、子どもを守る観点からあらためて向き合うことが必要となる。

また、子どものその後の成育を考え、地域社会で経験を積むことが重要だと判断できれば、精神症状や行動化の課題がある程度残っていても、早期の退院を目指すこともありうる。そのとき、治療者は、受け手となる家族や学校、地域関係機関の不安に寄り添いつつ、入院している間の子どもの成長や、これまで試してきた行動化への対処法、環境調整などを具体的に伝え、速やかに退院に向けた体制作りを行うことが求められる。退院直後には、強い不安や不満を表出していた地域の人たちも、子どもが成育していく姿に直に触れることで、その子どもが地域で生活することの重要性を再認識できることも多い。

子どもの権利や利益は、当然のことながら最大限尊重されるべきである。しかし、実際には、子ども一人ひとりは、非常に弱い存在であり、その小さな声は適切に届かず、かき消されてしまうことも少なくない。臨床現場で出会う子どもは、その傾向が一層強い。職員には、そうした子どもと安定した１対１関係を構築すること、その関係を基盤として、子どもの代弁者であり続けることが求められる。

子どもと周囲にいる大人の利益が相反するとき、非常に困難な対応を迫られることもある。そういった際、われわれ治療者には、子どもの利益を優先し実現できるよう、子どもを取り巻く人や環境にいかに働きかけることができるのかを精査することが重要となってくる。

本項冒頭で述べたように、子どもは正直である。適切に手をかければ、それ相応の変化が表れる。入院治療にあたる職員には、子どもに対して畏敬の念を抱きつつ、常に「もしかして、困っているのでは？」という眼差しを向け、関与し続けることが求められる。そして、子どもが大人に理解された体験、適切に助けられた体験を、一つでも多く実感できる入院治療を提供する心構えが必要となるのである。

第２節　入院治療で子どもに提供されるべき環境

1. 入院治療における日常

入院治療が必要になる子どものこれまでの日常

入院治療が必要になるとき、それは、子どもの生活がこれまで生きてきた家庭や地域で破綻して行き詰まっているときである。

子どもや家族を取り巻く多くの地域関係機関と緊密に連携し、外来治療を行っても彼らを支えることが困難となっている。単に、発達特性に偏りがある、対人関係が苦手である、著しい過敏性があるというだけでは入院とはならない。子どもが見せる目の前の姿からだけでなく、その子の将来を見越してメリットとデメリットを慎重に見極めたうえで、入院治療の導入を決断することが、医師には求められる。

そもそも、入院治療を必要とする子どもたちの地域における日常とは、どのようなものなのだろうか。

発達特性が際立ち、嵐のような感覚刺激のなかで周りの状況を適切に認識できず、強い不安を抱えながら生活している子。

日常的に繰り返される大人からの暴言・暴力と脅迫に怯え、助けを求めても無視され、感情を表出することすら諦めてしまった子。

性被害を受け、恐怖と自己認知の歪みから、自身が被害者であることも理解できない子。

長期間、家族以外の者との関わりを絶たれ、狭い環境に閉じ込められて育った子。

些細なきっかけで登校できなくなり、他者との交流を避け自室にこもり、その後、ゲームやネットメディアにしか居場所を見出せず、外に出るきっかけを自らの力だけではつかむことができなくなってしまった子など、今日まで育ってきた歴史はさまざまであり、誰一人同じ日常を歩んできてはいない。

彼らにとっては、保育・教育・福祉の担当者だけでなく、一緒に生活している家族ですら、安心感を提供してくれる存在となっていない。家庭で大切に育てられ、地域で適切な支援が行われていても、残念ながらそうした状況に陥っている子どもに出会う。子どもだけでなく、周囲の人たちのやりきれなさに、どう対応したものか、かける言葉を見出せないこともある。

入院当初に子どもが見せる姿は、これまで地域で彼らが普通のことだと思ってきた生き方である。それは、対人関係の構築の仕方や、身辺自立に関する技能などあらゆる面で、本来であれば獲得されていると想定されるものから大きくずれている。

何気なく声をかけると、大人顔負けの迫力で暴言を返してくる子、大人であれば誰にでも媚びるように接し腕にまとわりついてくる子、自室で布団の中にこもり食事やトイレのためにすら出てこようとしない子。一見、集団生活に馴染んでいるようでも、歯磨きや洗面ができず、入浴後に身体を拭くことなく服を着ようとする子や、他児の物をさも当然のように使いポケットに入れてしまう子もいる。

こういったとき、対応する職員は戸惑いを感じることも少なくない。そうであれば、新たな生活を始めた子どもの戸惑いはそれ以上だと考えた方が妥当なのだろう。不安そうな表情や言動を目の当たりにすると、子どもにとって、入院治療の場はこれまで生活してきた環境と比べ、明らかに非日常的な空間なのだと思い知らされる。職員は、一人ひとりの子どもが、入院までにどんな生活をしてきたのか想像し尊重しつつ、病棟生活の過ごし方を一つひとつ丁寧に伝えていくことが求められる。

入院治療で提供すべき日常とは

近年、入院治療でも小規模ユニットの導入、個室拡充などによって、子ども一人ひとりのプライバシーを尊重するために、さまざまな工夫が行われている。しかし、ほとんどの場合、病棟運営は大舎制で、かつ交代勤務で行われているし、治療は複数の職員によるチーム制ケアを提供するのが一般的である。時には、職員個人に過度な負担がかからないように、個別の担当を置かず、たとえ担当職員がいても子どもには明確に伝えないこともあると聞く。それに、職員は、職種別に白衣などのユニフォームをまとい子どもたちに関わっている（いったいどこの家庭で、大人が常日頃から白衣か職種別ユニフォームをまとっているだろう。われわれの病院では、子どもの生活空間である病棟において、白衣の着用は原則禁止されている)。ハードの面からも、病棟生活は地域社会の日常とは大きな隔たりがある。例えば、洗面所やトイレも毎日、他人と共用し、大部屋だと同室者がたびたび替わる、というように。

その分、子どもたちが病棟で「日常」を感じられるよう、日々の生活に工夫を加える努力を職員は続けなければならない。その際、大切なのは、われわれ治療者が病棟で子どもに、どのような「日常」を体験させ、どのような経験を積ませ、どのような力を育んでもらいたいと考えるのかである。さらには、病棟で体験できる「日常」を基に、子どもたち一人ひとりの具体的な治療目標を定めることではないだろうか。

つまり、入院治療の場は、その治療機関や病棟ごとの治療理念を反映し、実践する空間だと言い換えることもできる。職員はその体現者であり、そのため、治療に携わる全職員によって病棟ごとの治療理念が共有されていることが求められる。

日本の児童思春期精神科病棟は、自閉症や知的障害の治療に重きを置いて発展してきた病棟と、思春期年代の嵐のような揺らぎ（精神病症状を含む）に対する治療を軸に据えて発展してきた病棟の、大きく２系統に分かれる。

症状の捉え方や対応方法、時には暴言・暴力や自傷などの衝動的行動化に対する介入の仕方、日課や入院生活における日々の約束、職員が用いる言葉まで、治療機関や病棟ごとに異なっている。同じ児童思春期精神科病棟を標榜しているのに、一歩足を踏み入れただけで、多くの人には全く異なった治療が行われているのではないかと感じられるだろう。

しかし、子どもが生活している限り、どの病棟にも次のようなことはあってほしい。子どもの生活や息遣いを感じられる工夫がされていること、成育が保障される空間となっていること、治療者が体験させたいと考えている「日常」が提供できる空間となっていること、などである。

壁を見れば、子どもたちと作った季節を感じることができる壁面が飾られていたり、「ステキなあいさつ」と書かれたポスターの下に子どもたちの名前とたくさんのシールが貼られていたり、デイルームの前には小さな靴が並べられ、病棟内に靴を脱いで床に座り込んで遊べるスペースがあったり、そこで一緒になってブロックやトランプをする職員の姿があったり、ちょっとした工夫でも病棟の雰囲気は変わり、治療にも大きく影響する。

病棟が治療空間として機能しているかどうかは、そこで暮らしている子どもの表情を見ることで容易に確認できる。子どもの姿と表情は、最も鋭敏な指標なのである。

子どもが地域で生活する姿を見据えて日常を提供する

子どもは、それまで日常だと思ってきた家庭や地域から、時には半ば強引に引き離され入院の場にやってくる。そこで、新たな大人と安心できる関係を築き、多くの体験を積むなかで、本来の課題が浮き彫りになっていく。子どもたちは、それまでとは異なった大人の対応に触れ、新鮮な気づきとともに、自らの課題を乗り越え必要な対処法を身に付けていく。

また、病棟生活では、同年齢・異年齢、同性・異性を問わず、子ども集団におけるきわめて多様な対人関係を構築する。そこは、非日常空間でありながら、地域社会で日常的に見かける、集団での何気ない体験を積める場であることも期待されている。

そうした体験を病棟内で完結できるよう計画して意図的に提供していく技術が、治療者に求められ、提供できない経験は、積極的に地域社会に出ていくことで補うといった自由な発想も求められる。例えば、学校教育、買い物、公共交通機関・公共施設の利用、時には、地域の祭りやスポーツ大会などにも積極的に子どもを参加させる。その際も、病棟で普段から生活を支える大人が傍らにいることが大切になる。

退院した後、子どもの多くは、入院するまでの日常的な空間だった家庭や地域に戻っていくことになる。そのため、入院中に病棟で提供されている日常は、その子なりの家庭や地域での生活の在りようを想像し、今までの生き方を過度に否定的なものだと捉えず、また退院後の生活へと円滑に戻っていけるよう、配慮しなければならない。

入院生活を経験することで、子どもたちは成育していくことが多い。入院するまでは当たり前だと感じていた家庭や地域での生活が、本来、自分たちが享受できるはずの日常とはかけ離れていたことに気づくこともあるだろう。守られていた病棟での生活から地域に戻ることに不安を示すこともある。その際、治療者には、子どもと向き合い、不安ややるせない思いに寄り添いながら、共に考え、入院中に獲得できた力を用いて地域に戻っていけるよう支えていくことが求められる。

その一方、家庭や地域へ入院中から積極的に働きかけ、退院後に子どもが少しでも安心して生活できる準備を進めていくことも必要となる。具体的には、家族や地域機関に子どもの特性を丁寧に伝え、理解を求め、その子に適した生活のあり方を伝えていく。時には、退院を前に家庭訪問し、家族とも相談して具体的な環境調整を行い、福祉サービスなど必要な地域支援を導入していくことも検討する。このようにして、入院前にさまざまな不適応を起こしてきた子どもがより円滑に地域に戻っていけるよう、家族や支援者となる者に粘り強く理解を求めていくことが重要となる。

子どもは、病棟内で提供される日常生活のなかで、多くの人に助けられ身辺自立の技能を身に付け、年齢にふさわしい社会のルールやマナーを身に付けていく。また、集団内における軋轢やトラブルも経験し、対人関係をより良く保つ術を身に付けていく。子どもにとって成育に必要な多くのことを学んでいくのである。そのため、病棟という小さな社会で提供される日常は、地域で子どもが体験する日常とできるだけ大差がないよう、その差を埋めていけるよう努めていくことが求められる。そのことが、入院治療の場を日常空間に近づけていくことになるのではないか。

児童思春期精神科病棟は、地域社会から見れば非日常空間でありながら、日常空間である地域に戻ったとき、入院治療で培った経験を基に子どもたちが成育した姿を発揮できるよう、さまざまな仕掛けが用意されていなければならない。

一方、「今の時代」「普通の家庭では」「地域での日常生活を考えると」、これらの言葉が、大人の逃げ口上になっているのではないか。安易に地域での生活を病棟内で再現することで、治療としての関わりが放棄されることがあってはならない。限られた時間・空間・人員だったとしても、そこで提供される遊びや関わりの一つひとつが、子どもの成育を適切に促すものとなっているか、その子にとって本当に必要なものであるか、今一度、見直したい。

2. 治療目標を明確にする

入院治療目標を絞り込む

入院時点における治療目標は、外来で診療を担当してきた医師が中心となって決めていく。決定に際して、入院後の生活で中心となって関わる病棟職員やケース・マネジメントを担当する職員、併設されている学校教諭なども協議に参加することが望ましい。

稀に、緊急入院の必要性について検討を迫られることもある。しかし、ほとんどの場合、入院に至るまでには、すでに何度か通院しており診察が行われている。そのため、外来主治医には、たとえ暫定的であっても、第1章でも述べたように、子ども本人と治療契約を結ぶことができるようできる限り努めることが求められる。

その際、親・保護者・養育者の希望なども確認しつつ、限られた入院期間で可能だと考えられる治療目標の合意を丁寧に作っていく。ただ、多くの場合、これらは、入院初期のアセスメントを行った段階で軌道修正を余儀なくされることになる。この点については、後の章で触れていく。

入院時主訴として挙げられる課題は、大まかに、次のようなものだろう。

- 暴言・暴力、器物破損、飛び出しなど、自他を危険に晒す衝動コントロール不良
- 自傷関連症状や希死念慮
- 対人関係・集団行動の苦手さ（不登校やひきこもりを伴う）
- 幻覚・妄想・著しい気分変動などの精神病症状
- 周囲への巻き込みを伴う強迫症状
- 生命危機の可能性がある食行動異常
- 混乱したアタッチメントの課題
- 家族機能の混乱
- 日常生活における身辺自立に関する技能の未獲得。

治療目標としては、症状そのものの改善が挙げられることもあれば、随伴す

る行動障害や身体的危機への対応、虐待をはじめとした不適切な環境から子どもを保護したうえでの治療が必要となるもの、外来治療で行き詰まっている家族機能への介入など、大きな広がりがある。多くの子どもは、それらのいくつかが重なり合った、より複雑な病態で入院してくる。

治療の現場で子どもと向き合う職員は、その子の生きづらさが少しでも改善されるのであればと、さまざまな課題に一気に取り組もうとしがちになる。その結果、治療目標が曖昧となって対応の統一ができず、期待した治療効果が得られないことにつながる危険が生じる。

一つの治療目標が達成されるには、通常、数か月単位での対応が必要となる。主治医や病棟責任者、ケース・マネジメントを担当する職員には、治療全体を見渡す役割が求められる。

その際、一気に過大な目標を設定したことになっていないか、さらに目標に則った治療が実施されているか、集団生活を送るうえで必要な課題に介入しているか、現場が混乱して治療にほころびが生じていないかなどを、点検して全体のバランスを保つことが常に求められる。点検を行うとき、その子が退院した後、地域でどのように生きていくか、その姿を想像できていることが、不可欠となる。

退院後の生活を想像するには、子どもが入院するまでに馴染んでいたある種「巧妙な」生き方に関心を持ち、知ろうとすることが必要になる。そして、子どもが身に付けてきた入院までの生き方が機能しなくなり、過度な負担になっていることを本人やその家族に気づいてもらえるように、治療を進めつつ働きかけていく。また、少しでも生きやすくできる対処法が別にあるはずだと繰り返し伝えていく。その際、子どもから発せられるさまざまなサインに注意深く目を向け対応しながらも、挑発に乗らない、被害者的な意識に陥らないことが、対応する職員には必須の要件として求められる。

アセスメントに基づいて治療の視点と対応を統一する

これまでも述べてきていることだが、治療目標を設定するにあたっては、年齢に惑わされることなく、その子の現在の発達段階を的確にアセスメントしていくことが重要になる。

生来的なもの、その後の成育によるもの、両者の影響を受けているものなど、要因はさまざまであるが、入院治療を必要とする子どもたちの多くに、発達に遅れやアンバランスが認められる。それは、言葉や全般的な発達の遅れに限らず、対人関係や集団への適応能力、遊び・学習・身辺自立に関する技能など、あらゆる面で、年齢や知的能力の水準から推し量ることのできないようなずれにつながっている。さらに、一人として同一のパターンを示すことはなく、そのため、治療目標が同じでも、治療計画や用いられる技法、対応の仕方は一人ひとり異なってくる。

治療に関わる職員には、個人の感覚や経験のみに頼ることなく、「今、何を治療しているのか」「なぜ、この対応が必要なのか」を常に振り返り、周囲に発信していく習慣を身に付けてもらいたい。自らの言葉で伝えることは、自らの対応を見直すことになるだけでなく、経験の浅い職員の育成や治療チーム内での対応統一にもつながっていくのである。

入院治療が進むなかで、子どもの新たな一面や課題が浮き彫りとなってくることも多い。その変化に気づいたときは、その都度評価し直して治療計画や対応法を見直すことが求められる。

学校や地域で子どもの課題改善が困難な状態に陥ってしまっている際、その子を取り巻く大人の言っていることや行っていることが、統一性を欠いていることがある。外来治療を行っていて、そうした場面に出くわした職員は多いのではないか。

余程のことがない限り、多少誤った支援や介入をしたとしても、その子に関わる大人が同じ視点を持って統一した対応を行えば、その後の治療はより良い方向に向かっていく。問題となっている要因を絞り込んでおけば、そこから、修正した治療目標を設定し、統一した対応のもと適切な治療を行いやすくなるからである。このことからも、適切なアセスメントに基づいた、治療目標や計画、対処法を明確にしていくことの重要性が理解できるだろう。

治療目標を明確に設定することは、チーム医療が軸の児童精神科入院治療において、医師に任せられた数少ない役割の一つである。その子が表出している姿から的確な見立てを行い、明確な治療目標を示すことができるかが以後の治療を左右することになる。その際、子どもたちの生活に日々寄り添っている職員の声に耳を傾けることが、医師にとって非常に重要となる。一見、治療には直接関係がないように思われる情報から、これまで気づかなかった子どもの素顔が見えてくる。常日頃から職員が自由に発言できる病棟の雰囲気作りを行うことも、医師には求められている。

事例：けんた　小学校2年生　男児

重度知的障害を伴う自閉症スペクトラム障害の小学校２年生男児。衝動的な暴力と著しい多動の改善を目標として入院してきた。

入院治療は、けんたの様子を観察し、暴力の発生要因について探ることから始まった。

やがて、けんたの暴力は、意に沿わない場面や苦手な課題に取り組むことを促された際に、癇癪と共に生じているだけではないことが分かってきた。暇を持て余したときに、近くにいた職員の腕をつねる、爪を立てて握る、不意に叩くといったこともしばしば見られ、お気に入りのミュージック絵本を手に持ち、好きなフレーズを繰り返し聞いているときに不意に発現することもあった。そうした暴力に職員が驚き、声を上げ大きく反応すると、けんたは楽しそうに笑っていた。

意味のある言葉をけんたが発することはなかったものの、学校で認知課題に取り組むよう促された際には、教諭の口頭指示を理解し、落ち着いて課題に取り組んでいる姿が見られた。ところが、視線は手元のプリントや教材から逸れることはなく、教諭の方に向けられることはなかった。授業は淡々と進み、最後に教諭から労いの言葉をかけられたときも、けんたが反応を示すことはなかった。

あらためて、家庭や地元校での様子はどうだったのか確認したところ、同じような様子が語られた。人に関心を示すことはないものの、課題を提示する担任や母の口頭指示はよく理解できており、ついつい、課題に取り組ませることに重きが置かれるようになっていたという。

そこで、けんたの基本的な課題は、暴力や多動ではなくて人に対する認識の乏しさにあると考え、対応を見直した。

余暇時間には、大人と共有できる遊びをそれまで以上にたくさん提供し、遊びのなかで職員が大げさに喜び反応するよう心掛けた。学校では、課題内容をより平易なものに替え、その分、課題を提供する教諭に注意を向けさせるよう努めた。一つひとつ課題に取り組んだ後、達成できたときにはハイタッチすることでけんたと教諭が思いを共有できるように働きかけた。また、不意に生じる他害行為に対しては、極力反応せず、次の行動に移るよう促した。

やがて、けんたから大人に視線を向けることが増え、課題が達成できると、自らハイタッチを求めて笑顔で飛び跳ねるようになってきた。それとともに、徐々に不意の暴力や無目的な多動は減少し、最終的には、意に沿わない場面における癇癪に伴う暴力だけが残った。

当初、けんたにとって暴力は、照明やミュージック絵本のスイッチを入れたり消したりするのと同じ意味しか持っていなかったのだろう。暴力によって、ヒト（という物体）から大きな声や動作が引き出されただけであり、人が個別に感情を持ち、暴力を受けることで不快な思いをする存在だという認識はなかったと思われる。このような場合、厳しく注意や指導することは、けんたにとって何の意味も持たないものだった。入院前、けんたが認知課題の遂行能力が高いため、ある程度のことは理解できているだろうと、周囲の大人は一方的に推測し、その結果、けんたの行動化を強化してしまう対応を続けていたわけである。

入院治療において、発達についてあらためて評価し直し、情緒的にはまだ他者への関心が芽生えていない段階であることを確認した。そのため、治療は、他者への関心を引き出す関わりから行う必要があった。具体的には、適切な行動がとれた際に、けんたにとって心地良い刺激を理解しやすく、他者と共有できるよう工夫したわけである。

一見、暴力の軽減という入院主訴とはかけ離れた治療や対応に見える。しかし、実際には、暴力といった問題行動そのものよりも、その背景に何があるのかを考えて対応することが必要だった。そのうえで、けんたが他者を認識する力を成長させることで、結果として暴力や多動が軽減するのではないかと見立て、統一した対応を行うことが治療の中心となった。

地域での生活に希望を持てる入院治療目標を設定する

生活のなかで示す子どもの姿をつぶさに観察できることは、通院治療にはない、入院治療が持つ最大の強みである。そこから、子どもが抱える問題や行動化の背後に隠された本質的な課題を探り、必要な治療につなげていく。時には、遠回りに見えるような治療的対応が、入院生活のなかで非常に重要な意味を持つことも少なくない。

また、治療目標を定める際、子どもはみんな、一人ひとり異なる成育をしてきていることを忘れてはならない。年齢に囚われることなく、その子の発達段階を見極め、治療目標を設定して職員間で共有していく。そうすることで、ようやく一人ひとりの子どもに適した治療を統一した対応のもと計画的に提供できるようになる。

入院環境下でしか達成されない目標であれば、退院後は多くの意味を持たないことになる。入院治療を通じて子どもたちの成育を促し、退院後の生活でも活用できるよう、支援や介入の手をいかに減らすことができるか当初から考えておく。減らすことができない場合は、家庭や学校の力量、福祉サービスといった地域資源でいかにそれを補えるか、治療の進捗に応じて常に点検していくことが求められる。

明確な治療目標が達成されたとき、それは、子どもが成育したことを意味している。それでも、彼らを受け入れる家族や地域、時には治療者自身が、退院させることに不安を感じることもある。しかし、子どもに成長が見られるのであれば、時期を見誤ることなく退院を検討する必要がある。退院後、入院治療で培った力を発揮し、地域の子ども集団の中で、さらに大きな成長を遂げていく子どもは多い。彼らの育ちを支える点からも、周囲の大人たちの都合で治療期間が長くなってしまうことは、なんとしても避けなければならない。

子どもが不安を抱きつつも、周囲の環境に支えられながら少しでも前向きに地域生活を送れるように、そうした希望を持つことができる治療目標を設定し、入院治療に関わる職員間だけでなく、子ども本人や家族・地域の大人たちと、それを共有していくことが重要になるのである。

3. さまざまな治療の仕掛け、そして治療的介入のあり方

病棟生活における治療的介入のあり方

入院している子どもにとって、病棟は24時間365日、治療空間であると同時に生活空間である。

単に目標に向けて治療を行うだけの場ではない。日々の生活を通じ、心地良い大人との関わりや遊びを味わい、子ども集団における多くの体験を積む場でもある。そこで、子どもは安定した人との関わりや自立につながる技術を身に付けていく。

先にも述べたように、一見、遠回りに見えるこうした日々の生活体験が、治療目標を達成していくうえで実は不可欠な要素となる。

つまり、精神療法、心理療法、認知行動療法、療育や病棟でのレクリエーション活動、教育の保障など、意図的に設定するものではなく、食事や入浴、余暇時間、就床前の時間など、病棟での生活すべてが治療的な営みであると考えなければならない。また、生活の何気ない取り組みを治療につなげていくため、職員には、子どもに「関与しながら観察する」という姿勢が求められる。

「見守り」とは、大人にとって都合の良い言葉になっていないか。それが子どもの立場に立つと、職員が単に見ているだけになっていたり、はたまた監視になっていたりしていないか。何かトラブルが起きてから、職員が子どもたちの状況にようやく気づいて介入したとなれば、治療としての意義は乏しくなる。一方で後にも触れるが、トラブルについては、ある程度は起きるものだと想定し、適切なタイミングで必要最低限の介入を職員が行うことで、時にはその子にとって必要な体験だったと思えるように働きかけなければならない。

熟練職員の周りに自然とたくさんの子どもが集っている場面は、病棟で日常的に見られる情景である。熟達の職員の周りには、手芸や季節の工作、手遊びやダンス、将棋やカードゲームなど、子どもが興味を持ちそうな遊びが、さりげなく、しかし検討·準備され意図的に提供されていることに感心させられる。遊びの中身には職員の個性が反映され、普段と違う一面が見られることも面白い。

多くの子どもが職員の周りに集うと、子ども同士や大人との関係が自然と目に入り、トラブル時の介入も容易となる。たとえ余暇時間であっても、治療に携わる者には、子どもたち一人ひとりの治療目標に沿って関与し、いつでも必要に応じて介入するという心構えが必要となる。

病棟で子どもを見ていると、余暇時間を一人で上手く過ごせない子が多いことに驚かされる。彼らは言葉のやりとりは比較的良好なのに、コミュニケーションが一方向的となったり、独特の解釈になったりして、子ども集団に馴染みにくい様子が見られる。また、対応する職員が、一見したところ疎通が良いため、「これくらいは分かっているだろう」「できるだろう」と、高い課題を安易に設定して支援を減らしてしまうことで、たちまち困難に陥る。

たしかに、地域の子どもを見ていても、ひと昔前に比べると、年上の子が主導して自然に展開するような集団遊びが少なく、工夫が乏しい。ほとんどの子どもにとって豊かになったはずの現代社会において、暮らしの質は低下しているのではないかと考えさせられる。

そういった社会の影響に加え、病棟で生活している子どもたちを一人ひとり観察すると、発達特性に由来する注意集中困難、衝動性、過敏性やイマジネーションの課題、アタッチメントの混乱に由来する不安定な対人関係など、異なった要因がある。しかし、多くの場合、背景に隠されている子どもの課題をアセスメントできず、適切な治療が提供されていない。

支援や介入が必要となるとき、子どもが実際に困っていることを丁寧に見ていくと、その躓きはきわめて基本的なことだと気づかされる。そうであれば、ほとんどの子どもに何かしら発達特性に偏りがあると仮定し、対応や支援を組み立てることで、より良好な治療を設定できるのではないだろうか。

そこで、発達特性に強い偏りを持つ事例を通して、病棟で見られるいくつかの場面から具体的な対応を眺めてみたい。

発達特性に強い偏りを持つ子どもの病棟生活から

事例：たいち　小学校２年生　男児

知的な遅れは認められず、言葉でのやりとりも一見良好だが、コミュニケーションは一方向的な子どもである。地域の学校では、集団行動が苦手なことや学習困難に加え、落ち着いて過ごすことができず、離席や教室からの飛び出しを頻繁に起こしていた。多動や衝動コントロールの困難、勝敗へのこだわり、強いマイ・ルールがあり、学校でも家庭でもトラブルが頻発し、入院となった。

年齢は別として、どこの病棟でも入院していそうな事例だろう。よく動き、何にでも興味を示すが、なかなか長続きしない。他者とは関わりたいのだが、適切に関わる社会的技能がなく、その結果、不要な暴言や過干渉で相手が反応してくれることを遊べていると勘違いしてしまう。そういった子である。

①注意や声掛けのタイミング

場所は、多くの子どもたちが余暇に集うデイルーム。年長の子どもが中心となり流行のコマ回しを行っていた。そこで、たいちが突然他児のコマを取り上げてトラブルになった。周囲の子どもたちが怒りを露わに非難しているのに、たいちは、「僕は、コマ回しがしたかっただけ」と驚いたような表情を浮かべていた。

たいちの言動は、客観的に見てどのようなものだったのか。

次に、観察された様子、そういった言動に至った要因について考え、以後の対応について触れていく。

〔観察された様子〕

たいちは、トラブルの直前までソファーに座り、お気に入りのテレビ番組を見ていた。ところが、番組がコマーシャルになると視線はテレビから逸れ、他児がコマ回しをしている姿に気づいて、周りを見ずにコマへ一直線に向かった。他児らが順番待ちをしているのに気づくことはなく、回っているコマを手に取った。そこで、周囲からの非難を受け、たいちは驚き戸惑った表情を浮かべていた。

〔考えられる要因と対応〕

ⅰ）遊び場の設定

たいちの特性として、易刺激性・衝動性の高さ、待つことや状況把握の困難が認められた。さらに、他児と遊ぶ際、適切に「入れて」「貸して」などを伝えるという、基本的な対人関係の技能が獲得されていなかった。

大人の支援がなければ子ども集団で遊ぶことがまだまだ難しく、常にそばに寄り添うことが必要な段階だったと言える。しかし、現場では、子どもたち一人ひとりに職員が個別に付き添うことは時間的にも人員的にも難しい。そのため、限られた職員で多数の子どもを見ることができるような工夫が必要となる。

環境調整として、遊び場の設置が考えられる。「○○あそびコーナー」として、遊びごとに、事前に場所を決めておく。よく行われる遊びについて、何枚かのポスターを用意しておいてもよい。場所と遊びが決まれば、子どもたちの動きをある程度予測することが可能となり、職員の対応も適切に、それも早い段階で行うことができる。

その際、遊びに集っている子どもの集中時間や興味などが把握できていれば、個々の治療目標に応じて事前に声をかけておき、適応的行動について伝える支援も容易に行うことができる。

ii）注意や声掛けのタイミング

たいちのように、職員から注意や指導を受けたときに、怪訝そうな顔をする子は少なくない。怒られているという事態は分かっていても、「なぜ、怒られているのか」「適切な言動はどういうものか」ということは理解できていないのである。注意した大人がその事実に気づいていないと、「分かった」としおらしく話していた子が5分と経たないうちに同様の行動を繰り返す、といったことがしばしば起きてしまう。

注意や指導を受けている最中に、子どもから「分かりません」と言うことができたとすれば、その大人との関係は非常に良好なものになっていると言える。子どもが困っているときに「分かってもらえる」「助けてもらえる」などという安心感を抱くことができるようになっていなければ、このようなやりとりは成立しない。

ここで、注意や指導の声掛けを行うタイミングについて考えてみよう。

先に示したように、トラブルが起きた後に声をかけると、「危ない」から「それはいけないね」まで、どうしてもその声掛けは注意や指導となり否定的となる。同じ声掛けでも、遊びや活動を始める前に見通しや約束を伝える声掛け、その場で求められる適応的な言動について事前に伝える声掛けであれば、気づきを与える要素が強くなり否定的なものとはならない。大人から声をかけているのは、いずれも一度だけである。

トラブルや逸脱となった直後に否定的な声掛けをすると、子どもにとって怒られたと感じることになりやすい。しかし、事前の声掛けや適応的な言動を伝える声掛けであれば、子どもの適応的な言動を引き出すことが可能となり、その後、大人は適切な言動に対してほめるという方向に道が開かれる。

大人が、子どもの状況に合わせてひと手間加えることで、1回きりの声掛けでも彼らに成功体験を積ませ、自己評価の向上につなげることができる。

また、トラブルや逸脱を起こさずに過ごせているとき、多くの場合、そこには子どもの努力が隠されていることを、私たち大人は見落としがちである。「いつも、ここで注意はしてくるのに」「頑張っても気づいてくれない」と感じている子どもは、意外と多い。子どもが適切な振る舞いができたとき、その場ですぐに評価する言葉を口にすることは、治療に携わる大人の責務なのである。

②「SOS」を出せるスキルを獲得するために

次も、デイルームでの遊び場面である。

たいちが、数名の子どもとボード・ゲームをしていたが、どうも雲行きが怪しくなってきた。喜々としているたいち以外は、いら立っている子、怒っている子、うんざりしている子ばかりである。とうとう、他児から不満の声が上がって、たいちとトラブルになってしまった。

〔観察された様子〕

たいちは、デイルームにいる数名の他児に声をかけ、ボード・ゲームに誘っていた。その前日には、職員も参加して同じゲームをしており、上手く遊べて楽しかったと感想を話していた。

ところが、ゲーム開始直後より、他児へルールを説明したり指示することが目立つようになった。その姿は、以前一緒にゲームに参加した職員の言動そのものだった。また、たいちは自分が不利になると、独特のルール解釈を持ち出して、有利にゲームを展開させようとしていた。周りの子どもの表情が曇ってきても全く気づかず、ついには、他児から不満が噴出し、たいちもいら立ち、大げんかとなっていたのである。

〔考えられる要因と対応〕

ⅰ）ルールや約束についての理解を確認する

そもそも、たいちはゲームのルールを理解できていたかどうか。

前日に上手く遊べていたとしても、それは、職員が一緒にしていたことで成立していただけだったのかもしれない。子ども同士で遊ぶ際には、各々がルールをきちんと把握しているのかを確認することが必要となる。

また、事前にルールや約束の確認が行えていたとしても、子どもたちが実際に上手く遊べるのか推移を見守り、適応的な言動に対しては、近くにいる職員がその都度、「上手に遊べているね」などと、声掛けすることが有効である。

他児との遊びが成立すれば、それは社会的スキルを学ぶ有益な機会となる。子どもだけでは遊びが成立せず、むしろトラブルになるからと直ちに制限してしまっては、成長の芽を摘み取ることになりかねない。できれば大人も加わって、良好に遊びを展開させることで、子どもが社会的スキルを獲得できるよう導いていくようにしたい。

しかしここでも、大人が常に介入することは時間的・人員的に難しいといった問題が出てくる。そこで、子どもたちの組み合わせを考慮し、余暇時間にそのメンバーで実施可能な遊びが提供されているのかを慎重に点検すること、そのうえで、時には遊びを制限することも必要となる。やみくもにではなく、制限には慎重な点検が必要となる。

ii）適応的な振る舞いを一貫して伝える

次に、子どもが遊びのなかで発する言動について。たいちもそうであるように勝敗にこだわったり、独自の解釈で周囲を注意したり指導したりするような子どもは少なくない。自身の状態、立場や役割を客観的に認識できない子どもにとって、状況に合わせた適応的な振る舞いを各自で判断することは難しい。「ルールだから」「職員さん（時には年長児）もしていたから」と年長者と同じように振る舞い、周囲からの反感を買うことも子どもの世界では非常に多い。

ここでは、「注意は大人にお任せ」といった別個のルールを適用していくことが必要となる。誰から見ても公平で常に正しい判断が子どもにできるとは限らず、自身の立場や役割などを的確に把握して集団で振る舞うことは困難だろう。

子どもの自主性を損なうことがないよう配慮することは必要である。ただ、小学生年代を中心に大人に確認をとりながら適応的な振る舞いを学んでいくことは、集団内で不要なトラブルを避け、その子が集団から孤立することを防ぐことにもつながる。

また、社会性の成育に課題を持ち入院に至っている子どもにとって、特定場面で許された言動は、どのような場面でも容認されると解釈してしまいやすい。たまたまトラブルにならず、問題に気づけなければ、たとえ不適切な言動であっても、その子には適応的な振る舞いとして認識されてしまう。のちに、大きなトラブルになることは、容易に想像がつくだろう。

「今日は、特別にOKだよ」「(不適切な言動だけど、) トラブルなく楽しく遊べているからいいよ」といった、場当たり的とも言える指導は、時に子どもたちを混乱させることを認識しなければならない。家庭、学校、地域などで不適切だと捉えられる可能性がある言動については、容認せず、誰が対応しても同様の評価や指導が行えるよう常に統一を図ることが重要である。

iii) 適切に助けられた体験を積み重ねる――「SOS」を出せるようになるために

「困ったときや辛いとき、何かあったら、いつでも相談してね」。われわれ大人が、子どもに対して何気なく使っている言葉である。しかし、入院治療を要する多くの子どもにとって、大人に「SOS」を出すことは、初めのうちはきわめて難しいようである。それもあって、連日のようにさまざまなトラブルが繰り返される。

子どもたちは、なぜ「SOS」を出せないのか。

子どもによっては、自分が困っている状況を適切に認識できていないのかもしれない。認識していても、どう伝えればよいのか、場面やタイミング、伝え方が分からないのかもしれない。今まで何度となく「SOS」を出してきたけれど、ことごとく大人に相手にされず、むしろ、自身の課題点のみ注意や叱責されるばかりで、助けられた体験がきわめて乏しいのかもしれない。

そのような子にとっては、隠し、誤魔化し、咄嗟に嘘をつくということが最良の対処法になっている。彼らにとって、「何かあったら、いつでも相談してね」「SOSを出せばいいよ」といった声掛けが、どれほど虚しく響いていることだろうか。

「SOS」を出せない子どもにとって決定的に不足しているのは、大人に適切に助けられた体験である。そこで、われわれ治療者には、子どもが困っていると思われる姿を見かけた際、見過ごさず介入し、助けられたと実感できる機会を繰り返し作ることが求められる。当初は、戸惑いの表情を浮かべる子や、自分が怒られるのではないかと怯える子もいる。しかし、困っているのはその子であり、「あなたは助けてもらえる存在なんだよ」と、丁寧に伝えることが大切になる。

次に、「SOSを出してよい場面を知る」ことが必要になる。先の話と通じる部分であるが、助けられた体験を積み重ねつつ、「今、あなたは困っている」ということ、「助けを求めてよい」状況であることを、子どもに気づかせ、そのうえで「SOSを出すタイミング」を知らせていく。

しかし、時には、自身の振る舞いや言動が適切なものかどうか判断できず不快に感じる場面では、常に職員に助けを求めてくる子もいる。その子自身がトラブルのきっかけを作っている場合でも、である。そうなると、どうしても指導的な関わりが必要となる。しかし、その場合も、困ったと感じた際に相談できたことをまず評価し、子どもの訴えに十分耳を傾けた後に必要な指導を行うという姿勢が大切である。その後、職員が支援して同じ状況で適切な振る舞いができれば、子どもは単に注意されただけでなく、大人に相談することが有効だと実感できる。

以上のような経験を積み重ねたうえで、子どもは、ようやく自ら「SOS」を出すことができるようになる。ここで重要になるのは、その適応的な行動をいかに強化して継続させるのかである。それまでの経験からすれば、子どもは、勇気を振り絞って「SOS」を出して相談していることを忘れてはならない。彼らの声に真摯に耳を傾け、相談してくれたこと自体を評価し続けることが重要である。

③施設内での共通認識・共通の約束を作る。

同じくデイルームでの一幕。

たいちは、同年代の他児と戦いごっこをしていた。互いに戦隊もののヒーローになりきっており、2人の手には、お手製の剣が握られていた。戦いごっこも徐々に熱を帯び、程なくして取っ組み合いのけんかが始まった。

〔**観察された様子**〕

当初は、2人とも仲良く、新聞紙を丸めて剣作りの工作を行っていただけだった。先に剣を完成させたたいちが一人でごっこ遊びを始めたところ、それに続いて完成させた他児も同調し始めた。周りを気にせず2人が剣を振り回すので、周囲の子たちは困って距離をとっていた。2人のごっこ遊びは別々のストーリーで、最初は交流がなかったものの、互いの剣が触れ合ったことでヒートアップしていった。どちらも正義の味方と信じているため、負けることが許されない。果ては、剣での叩き合いから、取っ組み合いのけんかにまで発展してしまった。

〔**考えられる要因と対応**〕

子どもが引き起こすトラブルの背景には、多くの場合、個々の特性や課題が関係している。

周囲の状況を適切に認識できない、気分高揚時には衝動制御力が低下する、勝敗への過度なこだわりなどが挙げられる。そのうえ、適切な距離を保つことが苦手で、人には不快や圧迫を感じないパーソナル・スペースがあることを知らない子どもは多い。発達特性に由来する距離感のつかみにくさを背景としている者もいれば、成育経過で大人から不適切な身体接触や著しい拒否をされ、誤った対人距離を身に付けてきている者もいる。

集団生活において適切な対人距離を保つことは、互いが安心感を持って生活するために重要な要素となる。その際、どの子にも分かりやすい約束やルールが周知徹底されていることが大切となる。

例えば、「片手分の距離は離れよう」などがある。病棟全体で共通の約束として、子どもだけでなく職員も共有できていれば、適切な距離を保つだけで、その子の評価は高まる。病棟全体で丁寧な評価を積み重ねていけば、いずれ集団における共通認識として定着し、その結果、トラブルも減少し、子どもの安心感が増していく。

また、社会的に容認されない言動については、全体の約束事として施設内で共有されることが重要である。例えば、「暴言・暴力をしない」「名前を呼ぶときは、○○さん、○○くんと呼ぼう」「注意は大人にお任せ。気になることは相談しよう」などが考えられる。子どもだけではなく、職員も共通の認識を持つことが重要となる。

入院治療で、子どもたちが一斉に入退院することは稀である。つまり、入院して間もない子どもは、先輩入院児の言動を見習いながら生活している。当初は、「どうしてそんな約束が必要なの？」と悪態をつく子もいるが、周りの子どもは思いのほか冷静な反応を示すことが多い。それは、自身もかつて同様の体験をしてきたからであり、治療が進むにつれて、病棟内で共有されているいくつかの約束を守ることが対人関係をより良く保つために役に立つことを実感しているからだろう。日々の生活こそ最大の治療だということを実感する一つの瞬間でもある。

時に、時間をかけて作り上げてきた病棟の共通認識や約束が、もろくも崩れてしまう時期がある。その際、要因を作っているのは、大人である職員だということも少なくない。子どもは、大人が想像する以上に、真面目に正直に約束を守ろうとする。「少しくらいは」「今日だけは」「この子なら」という大人の曖昧な対応が、子どもの混乱を助長し、集団における大きなひずみを生じさせていることに注意を払う必要がある。

④「もしかして？」と考えてみる

場所はたいちの居室。夕方になると、たいちは、疲れも重なって落ち着かない様子が目立つようになっていた。そのため、時間を決め、自室で一人静かに過ごす課題が設定されていた。ところが、たいちは、何もせず歩き回り、時に廊下に顔をのぞかせ他児にちょっかいをかけてばかりだった。

〔観察された様子〕

夕方になり、職員に促されてたいちは居室に戻った。その様子は遊びを中断され、不満顔で渋々といったものだった。なんとか自室へは移動したものの、部屋は散乱し、取り組める課題を見つけることもできなかった。座るでも横になるでもなく自室内を動き回り、しばらくすると、廊下から聞こえる他児が遊んでいる声や物音がどうしても気になりだした。間もなく、扉を開け、顔を出し、それに気づいた他児に声をかけ、そして干渉が始まった。

〔考えられる要因と対応〕

そもそも、たいちには一人で過ごすことができる技能や対処法が身に付いていたのだろうか。何気なく休息を促しても、子どもによっては、「休息する」ということが理解できていないこともある。

電池が切れたかのように眠りにつく以外は、片時もじっとしていることができず、横になる体勢を１分と保つことができない、TVやゲーム、自分が興味を持てる遊びやおもちゃがないと落ち着かず焦燥感を募らせる、そういった子どもたちも多い。

休息をとる姿を、大人がモデルとなって示すことが必要なときもある。穏やかな音楽をかけ、大人も一緒に大の字に横になり、目をつむり周囲の音に耳を傾ける。そのような体験を提供することから始めてみてはどうだろう。

「普通、今の年代なら、これぐらいのことはできるよね」といった、大人側の期待を含んだ一般論的な推測があれば、不適切に映る子どもの言動や態度は「なぜ、しようとしないの？」と捉えられてしまう。結果として、大人の対応は、注意や指導が中心となる。

ところが、「もしかして、取り組む技能がない」「ひょっとして、課題の意味が理解できていない」と捉えればどうだろう。その後は、具体的な課題の見直しや、課題に取り組むために必要な技能を身に付けることができるよう、大人が支援し、子どもと一緒に対処法を模索することができる。

「もしかして、他のことが気になって取り組みたいのに取り組めないのではないか」と捉えれば、注意の転導性*、易刺激性、不安、感覚過敏を考慮し、視覚情報や聴覚情報による刺激を制限するような環境調整を積極的に行うことも可能になる。

また、課題設定時には、その子が達成可能な内容となっているか否かの点検が必要である。子どもが、小さくても達成感を持つことができれば、以後の治療的取り組みがしやすくなる。それだけでなく、課題を達成できたことによっ

* 転導性とは、外界からの刺激によって、容易に影響を受け転換されやすい状態のこと。この場合、周囲のさまざまなことが気になって、注意が定まらない様子を指す。

て、子ども自身やその子を取り巻く周囲の者に良好な変化が生じることもあり、これを具体的に伝えて気づかせることがさらに、「次も頑張ろう」という意欲を引き出す好循環を生み出す。

そのため、達成されたことをすぐさまその場でほめる、就床前に一日の生活を担当者と２人で振り返り、できたことを気づかせ客観的に評価するなど、大人から継続して丁寧に働きかけていくことが適応的な行動を定着させていく鍵になる。

子どもの言動や行動を観察した際、「もしかして？」と、常に考えてみることが支援や治療の第一歩になるのである。

子どもの育ちを保障する場となるために——子どもの健康的側面に目を向ける

病棟が24時間365日、治療空間として機能しているかどうかを測るためには、子どもが余暇時間をどのように過ごしているのかということが大きな指標となる。余暇時間を適切に過ごすことができていれば、子どもたちの対人関係を適切に保つ能力や、いわゆる社会性といわれる能力が、ある程度の水準に達していると言えるだろう。これは、子どもだけでなく、治療に携わるすべての職員にとっても同様である。

集団の一員として、職員自らが適切に余暇時間を過ごし遊ぶことができていれば、そこに集う子どもは成功体験とともに、大きな達成感を得ることができ、以後の集団参加に対する動機づけとなる。

参加する職員には、子ども集団の「見守り」「管理」ではなく、人生の経験者や遊びの先輩として良きモデルとなる振る舞いを示すこと、また、職員自らも集団の一員として楽しむことが求められる。大人が喜怒哀楽の感情を適切に表出しながら真剣に遊び、子どもと同じ場･時間を共有する。子どもにとって、大人のその姿はとても大きな意味を持つことになる。子どもとの信頼関係を築くことにもつながり、病棟を治療空間として機能させる大きな柱の一つになっていく。

近年、病棟の個室化やプライベート空間の拡充に伴い、対人関係を極端に避けて自室にこもる子どもが多くなっている。そもそも、長期にわたり自宅や自室にこもり、地域社会、時には家族との交流も断絶してきた子どももおり、その改善が入院治療目標となることもある。

その背景に、集団参加に対する過度な不安や著しい過敏性、時には顕著な精神症状が認められ、集団参加を一律に促すことが必ずしも治療とはならないこともある。しかし、これから成育していく子どもにとって、最低限の他者との関わりを避けて通ることはできない。そのため、まず職員は、一人ひとりの子にとって侵襲的とならないよう細心の注意を払いながら、関与を開始していくことが求められる。

清潔保持や身支度、食事の世話、整理整頓など、生活全般の支援を丁寧に行うことは、侵襲的とはならない関わりのきっかけとなる。その際、挨拶や労いの言葉などの何気ない声掛けが大切になる。丁寧で柔らかい支援のなかで心地良さを感じることができれば、子どもは何らかの反応を示してくれる。そうした交流の後、徐々に、共通の話題や個別で実施可能な遊びを通じて特定の職員に対する安心感が構築され、その人を支えとして室外に出て、職員が見守るなかで子ども集団へ参加していくことができるようになっていく。

日々のあわただしい病棟生活のなか、煩雑な業務に追われている職員にとって、最低限の身辺自立を保ちながらも自室にこもり逸脱なく過ごす子は、ともすれば手がかからず非常に助かる存在だと見られかねない。

しかし実際には、そうした手がかからないように見える子が、暴言・暴力を繰り返し些細なことでトラブルとなる子や、自分の思いが伝えられず自傷に至る子と同様、あるいはそれ以上に困難さを抱えて一人で過ごしている可能性を忘れてはならない。

医師をはじめ、看護師、心理士、作業療法士などの医療職は、病因を突き止めることや具体的な治療的ケアを行うことに目が向きがちである。しかし、子どもが日常生活を送っているとき、特性や症状から離れたさまざまな経験を積んでいるし、むしろそれが、生活の大部分を占めていることを失念してはならない。

われわれ治療者にとって重要なのは、子どもの健康的な部分にいかに目を向け、治療に活用していくかである。保育士、児童指導員、教諭などの医療職以外の職員が、その職能を生かし、子どもに継続して関与し、治療に参画することが、この点で非常に有益となる。特に治療が行き詰まった際、その子の健康的な側面に視点を向けることで、大きく打開策が得られることも珍しくない。

児童思春期精神科病棟は、治療の場であるとともに生活の場であり、子どもの成育が保障される場である。そこでは、子どもが子どもとして大切に扱われることが求められている。そして、その大前提が共有されるようになれば、職員一人ひとりが比較的自由な発想や方法で子どもに関わることが許される。われわれ治療者には、病棟で営まれるすべての対人交流が、子どもの治療につながっていることを忘れず、適切に関わっているのかについて自問自答し、互いを点検し続けることが求められる。

4. 逸脱行動やトラブルへの対応

子どもの逸脱行動やトラブルとは？

臨床に携わる者が考える子どもの逸脱行動やトラブルとは、いったい何だろうか。

大人にとっては逸脱やトラブルに見えてしまう言動であっても、その子どもにとっては、言葉に表すことがどうしてもできない思いだったり、助けを懸命に求めているサインだったりする。

幼児期、自我の芽生えに伴って出現するいわゆるイヤイヤ期や、自立への思いから反抗が生じる思春期なども含めると、成育する過程で、われわれ自身も何度となく周囲の大人を悩ませてきたに違いない。時期は異なるとしても、単純に、子どもの逸脱行動やトラブルはそういった類いの言動であるのかもしれない。

いずれにせよ、子どもの逸脱行動やトラブルには、大人に対するメッセージ性が必ず含まれていることを忘れてはならない。

事例：ゆみ　小学校４年生　女児

普段は物静かな子で、目立つタイプではなかったものの親友も数人はいて、クラスでも特段孤立している様子もなかった。

小学校３年生の終わり頃より、他児の文具やおもちゃを取り込む、家庭から金銭を持ち出すといった行動が見られるようになった。その都度家庭と学校で連絡を取り、必要だと考えられる一般的な注意や指導がゆみに対して行われていた。家族はゆみを連れて相手児の自宅を訪れて謝罪し、彼女が取り込んだ物品を弁償した。しかし、その後も物の取り込みや金銭の持ち出しといった行動が収まる気配はなかった。

そうしたなか、クラスで飼っているメダカの水槽にゆみが異物を混入させたことが発覚した。そこで、慌てた家族に連れられてようやく精神科を受診することになった。

ゆみは、身なりは整っており年相応の容姿だったものの、表情には不安、緊張、疲労の色が浮かんでいた。問診では言葉による表出が極端に乏しく、単語レベルでのやりとりが中心であった。ぽつぽつと話した内容を整理すると、以前から学習の困難をゆみは自覚しており、小学校３年生頃からそれが顕著になったこと、友人はいても、他児が話している内容についてはほとんど理解できず、相槌を打って何とか周囲に合わせてきたことなどが明らかになった。

また、その後の診察で、ゆみが元気そうに振る舞って登校していたのは家族にほめられたいためで、実は我慢していたこと、物の取り込みや金銭の持ち出しについて、親や教師からは通り一遍の注意や指導が行われており、困っていても相談できる雰囲気がなかったことも語られた。

ゆみの能力や発達特性を踏まえて、彼女が困っている点を家族に伝え、家庭・学校における環境調整が必要で、できるだけ見守り、困っていそうな場面で彼女の思いを代弁する対応をとってもらうよう依頼した。その後、物の取り込みなどの行動化は減少した。

事例：しんじ　中学校１年生　男児

暴言・暴力など衝動的行動化を軽減することを目的として、小学校６年生の夏から入院治療を行った。地元では自らの思いを押し通すために同級生や教諭とトラブルとなり、家庭内では一人親で余裕のない母親と頻繁に衝突していた。

入院後、学習面や同年代他児との関わり方、母親との確執について、しんじと共に一つひとつ整理していき、行動化は徐々に収まっていった。暴言・暴力といった行動化が落ち着くと、しんじは、持ち前の活発さやリーダーシップを発揮するようになった。周囲からも一目置かれるほどの存在となり、年下の子どもたちの中には、しんじを良きモデルとする子も現れてきていた。

順調に外泊を重ね、退院を目指して地元の中学校へ試験的に登校することを検討していた矢先に、再び、病棟内を中心に衝動的行動化が再燃するようになった。普段から話をする機会の多かった職員が、地元復帰が近づき不安を抱いていないかとしんじに問いかけて確認し、真摯に関わり続けた。しかし、しんじは、地元復帰については前向きに捉えていると話し、不安定さにつながるような要因は把握できないままだった。

その後も、まき散らすような暴言・暴力は続き、最終的に保護室を用いて行動制限を行わざるを得ない状態となった。保護室内での不穏な様子も数日続き、当初、職員が関わろうとしても、いつもと違って拒絶的な態度を示した。しかし、そうしたやりとりが続くなかでもどこか安堵の表情を浮かべており、背後に何かあるのではと職員は感じていた。

衝動的行動化について必要な指導は行いつつ、職員は、しんじが入院後成長した姿や変化を伝え、言語化できない思いが内在していることを慮って粘り強く関わり続けた。その後、数週間前より、一見大人しいと見られていた同級生の他児から病棟内で性的被害を受けていたことを、しんじは語り始めた。

逸脱行動やトラブルに遭遇したとき

ゆみがメダカの水槽に異物を混入させたときや、しんじがまき散らすような暴言・暴力を繰り返したときのように、子どもの逸脱行動やトラブルは、最後の力を振り絞って送るメッセージなのかもしれない。子どもは、一縷の期待を込めて、大人に対して言葉にならない思いを表出してくる。

逸脱への対応が注意や非難、あるいは指導的なものに終始したことで、絶望や諦めといった感情を持つに至って入院することになる子どもたちも少なくはない。時には、力ない視線を向け、明らかに大人に対する不信や警戒をにじませる子どもにも出会う。

治療に携わる者には、逸脱行動やトラブルの背景に隠された子どもの言葉にならない思いやメッセージを想像し、丁寧に関わることが求められる。その一方、行動化に対して必要な指導を行うことも忘れてはならない。この場合、感情的にならず、しかし毅然と、行動化については容認できないことを伝え、今すぐできなくても別の対処法はないか、一緒に探していきたいと粘り強く伝えることが大切である。

職員との安定した関係を基盤に行っている入院治療が子どもにとって安心で

きるものとなったとき、以前から抱えてきた課題・困難・辛さが語られ始める。治療者にとっては待ち焦がれた瞬間であると同時に、治療者としての能力・覚悟が試される瞬間でもある。

学校や地域における些細なトラブルから、気づかれることのなかった養育者からの被虐待体験、学校での苛烈で陰湿ないじめなど、語られる内容はさまざまである。秘密を開示した子どもは、話すことができたという安堵とともに、本来感じる必要はない、話してしまったことによる罪悪感、その後どうなるかという強い不安を示す。時には、「二人だけの秘密にしてほしい」と強く訴える子もいる。その際も、子どもを守り最善を尽くすことを前提に、必要に応じて治療スタッフ全員で情報を共有することや他機関との連携が重要になることも守秘責任の意味とともに伝え、子どもの理解が得られるよう働きかけることが大切になる。

事実、子どもが示す逸脱行動やトラブルの内容によっては、職員個々人、一機関の力では対応困難な場合もある。個人では対応できない問題であっても、多機関からの援助も得て対応することで、解決の糸口を見出せる可能性を伝える。その際、子ども一人ひとりに寄り添い、大人が一緒に考え悩む姿勢を示すことができるのか、子どもの思いに真摯に向き合い対応しようとしているかが重要となる。奮闘する大人たちの姿が、子どもたちにとって一つの希望・モデルとして映ることを期待したい。

治療が進むなかで生じる逸脱行動やトラブルの意味

自室にこもり他者との接触を絶ってきた子、自身が興味を持てる世界に没入して周囲に関心を示さなかった子、適切な対人関係を保つことができなくて地域ではトラブルを繰り返してきた子など、多くの場合、入院治療が進んで子どもが安心感を得るにつれ、さまざまな逸脱行動やトラブルを起こすようになる。

そうした子どもは、入院という新たな集団生活のなかで、他の子だけでなく、大人を含んだ他者と関わりを持つなかで、多くの体験を積み重ねていく。

なかには、社会性に多くの課題を抱えていたり、独特の解釈で認知が歪んでいたりする子どももいる。毎日起きるトラブルも、職員の反応をうかがうようないたずらから、集団活動や遊びを通じて起きる他児との軋轢や齟齬、子どもが徒党を組んで大人に挑んでくるもの（これができるようになると、随分成長したものだと感心させられるのだが）まで非常に幅広い。いずれにせよ、これらトラブルは子どもたちが他者と関わりを持つことができるようになった結果として、発生している（できている）ものばかりである。したがって、これらの逸脱行動やトラブルは、起こさせないようにすることだけが治療的な関与とは必ずしも言えない。

発生する逸脱行動やトラブルについて、職員は必要な場面で介入し、子どもと一緒になってより良い対処について考える。また、その対処を試しながら、さらにその子に合った対処法獲得を目指していく。意図的かつ計画的に、過不足なくさまざまな経験を提供し、そっと支援することが職員に求められる熟練の技でもある。

同様の視点は、身辺自立に必要な生活技能を獲得する際にも通じる。子どもが退院以後、社会に出て自らの力で生きていくために、いかにその術を身に付けさせるかという視点が重要となる。

逸脱行動やトラブルに適切に対応するコツ

では、実際の逸脱行動やトラブルが発生する場面で、治療スタッフはどのように介入することが必要なのか。

子ども集団の場に職員が日頃から常時関与していること、そのことが最も重要な点である。背景は子どもによってさまざまであるが、ほとんどの子に、対人関係における認知の偏りや歪みが認められる。

職員が見ていない状況で生じた逸脱やトラブルについては、本人や周囲の子どもから聴取した情報を基に想像することになる。しかし、その情報が客観的に妥当なものなのか、言語表出が苦手な子どもが不利益を被ることはないのかなど、非常に慎重に精査し続けることが求められる。

また、片方の言い分だけを基に子どもを指導すると、言い分を聞いてもらえなかった子にとってその受け入れは困難となる。さらに、その子を孤立させ、被害的・他責的感情を助長することにもなりかねない。やはり、職員が現場に関与し、大人の視点で客観的に評価すること、そのうえで子どもたち一人ひとりの言い分を聞き、必要な「気づき」やより良い対応を伝えることが重要となる。

また、子どもたちの間で逸脱行動やトラブルが発生した際、どちらが「良い」「悪い」の二分法ではなく、そこには個々の課題が入り混じっていると考えるべきである。

そのため、「僕も、かっとなってやり返してしまった。そのときに、叩いてしまった」「以前にされたいじわるがどうしても許せなくて、相手の大切な本を隠してしまった」など、両者の言い分を聞き、その共通点から、各々の課題に焦点を絞り指導することが必要になる。

「でも」「だって」といった些細な対立でもその子なりの理由があり、大人が訴えに真摯に耳を傾けると、自分の行為について子どもは案外正直に話してくれる。年上だから、あるいは男の子だから片方がより悪い、暴言より暴力の方がより悪い、先に仕掛けた方が悪い、といった指導を子どもが受け入れがたいことは、現場で対応する職員の多くが感じていることではないか。

ただ、「入院治療の先輩だよね」といった声掛けは意外と有効で、子どもの受け入れも良好なことが多い。子どもも、それまでの自身の入院治療を振り返り思い至ることがあるのだろう。

ここまでの対応を丁寧に行なったうえで、不穏・興奮が続く場合は、適切に休息をとるよう促し、鎮静化した後に、あらためて逸脱行動やトラブルに至った経緯を振り返らせる。そこで、より適切に対処するにはどうすればいいのか、子どもと一緒に検討し模索することが必要となる。

本節冒頭で述べたように、逸脱行動やトラブルは、言葉にならない子どもたちからの思いの表出だと捉えるべきである。

子どものなかには、内在する課題や問題の大きさに押しつぶされそうになり、一人で抱えることができなくて、逸脱行動を取ることで援助を求めようとする子もいる。時には、厳密な行動制限を行って刺激統制し、大人と１対１で濃密に関わり安心できる環境下で治療を進めていくことも必要となる。その労力は、互いにとって大きなものであるが、正面から向き合って粘り強く丁寧に付き合うことで、その子にとって以後の治療基盤を形成する大きな転機になることも多い。

最後に、逸脱行動やトラブルの指導をする際、その行為や行動に焦点を絞って指導を行うことが重要である。くれぐれも、その子自身やその子の人格が否定されたと感じさせないよう、十二分に留意することが必要となることを強調しておく。

5. 重度知的障害を伴う発達障害児が他の子どもと共に生活することの意味

子ども心身発達医療センターにおける重度知的障害を伴う発達障害児の入院治療

さまざまな人が暮らす地域社会で、少しでも困ることなく、将来自立して生きていってほしい。そうした願いは、重度知的障害を伴う発達障害児を持つ保護者も同様に抱いている。

地域社会は、年齢、性別、能力、特性、性格、関心、価値観など、あらゆる面で異なる人々によって構成されている。そのなかで、子どもは生活し、周囲の人や環境から刺激を受け、憧れ、まねをして、成功と失敗を繰り返しながら多くのことを身に付けていく。

ところが、地域で生活している重度知的障害を伴う発達障害児は、さまざまな人に囲まれ、多くの刺激を受けながら生活しているとは限らない。家族、それも母親といったごく限られた者だけが関わり、学校や地域の福祉施設に通っていても、同じような障害特性を持つ子ども集団の中だけで過ごしている子もいる。自傷・他害、こだわりといった入院治療で標的となる症状は、そうした生活環境の狭さや単調な刺激（人的・物的）によって増幅されていることも少なくない。

重度知的障害を伴う発達障害児が入院治療を受ける場合、それまでの生活環境と異なった多種・多様な刺激のある病棟環境で、認知力、コミュニケーション力、興味関心の持ち方などを発達させていく機会となる。こうした社会的経験を積める治療空間が準備されていることに加え、薬物療法や行動療法、発達支援などが相まって、初めて入院治療の効果は期待できるのである。

三重県立子ども心身発達医療センターでは、以前から入院定数の一割を目途に重度～中等度知的障害を伴う発達障害児の入院治療を、知的障害を伴わないさまざまな疾患背景を持つ子どもたちと同じ病棟内で提供してきた。

彼らに対して行う入院治療は、著しい自傷・他害の軽減、生活に支障を来しているこだわりの軽減、生活習慣の確立や身辺自立に関する技能の向上、などを目的としている。また、認知機能やコミュニケーション力の向上が、自傷・

他害やこだわりの軽減と相関する。そのため、彼らの治療を行う際にも、まず、病棟生活で少しでも彼らが生きやすくなるよう、一人ひとりの発達段階に適した環境調整や構造化を丁寧に行い、効果的な支援プログラムや職員配置を工夫することに重きを置いている。

一方で、入院治療が必要となる子どものほとんどは、それぞれ異なる個別の課題だけでなく、集団で他者と関わる体験を積むことでなければ、改善・成育することが困難な課題を持っている。これは、知的障害の有無に関わらない。重度知的障害を伴う子どもも、入院環境のなかで集団生活を通じて刺激を受けて成育し、生活が豊かになっていくものである。

病棟生活の基本的な日課について、われわれは知的障害を伴わない子どもと同じプログラムを用いており、そのことで特段問題になるようなことは起きていない。知的障害のない子どもとのトラブルも、多くの人が想像するよりはるかに少ない。むしろ、同じ病棟で生活し、同一日課を用いることで、子ども同士が自然と交流し、今まで経験したことがないような社会的体験（異年齢、異性、異なる能力・特性、興味などを持った他者との交流）を積み、共に育ち合っていく姿を目にしている。

児童思春期精神科病棟は、こうした社会的治療環境を提供する場としての機能も必要としている。また、重度知的障害を伴う発達障害児の入院治療を進めていく際も、次章で述べるアセスメントや入院治療管理システムに基づいて他児同様に行うことが可能である。

重度知的障害を伴う発達障害児に対する入院治療の課題

重度知的障害を伴う発達障害児に対する治療は、先にも触れたように発達や成長と密接に関連しており、身辺自立に関する技能を高めることが、全般的機能向上や行動障害の軽減につながっていく。そのため、精神療法や薬物療法、行動療法といった特定の治療技法よりも、日常生活において彼らが理解できるように具体的かつ丁寧に発達支援を行うことが、治療に求められる。ところが、その実践には、人手と時間をかけて粘り強く系統的・継続的な生活支援を行うことが必要で、期間の短縮化を求められる入院治療の現場で行うことは並大抵ではない。

他の子どもをまねて身の回りのことを、自分から行おうとするようになった。自傷や他害、著しいこだわりなど、程度や頻度が軽減し、支援者が発生を予測できるようになった。他者を認識する視線や仕草が増え、遊びを通じてやりとりができるようになった。

これらのことは、入院治療の成果であるものの、問題行動のすべてが消失したというわけではない。それに、彼らの成育の変化は注意深く観察していないと職員も気づくことが難しい。

また、自傷・他害が激しい場合には、保護室や個室を用いた厳密な行動制限を長期的に行うことがどうしても必要となり、職員が生活支援を行い個別に関わることはできたとしても、子ども集団の場に積極的に参加させていくことが難しくなる。その結果、治療は薬物療法に偏重したものになってしまうことも少なくない。

こういった事情によるのだろうか、実際に重度知的障害を伴う発達障害児の入院治療を積極的に引き受けている児童思春期病棟は、全国を見てもさほど多くはない。そのため、ほとんどの医療機関では、緊急的に入院治療を行う必要に迫られても、対応の知識と技術が蓄積されておらず、治療を集団のなかで行う機会を逸してしまい、必要となる治療プログラムを提供することができていない。結果として、入院治療が、長期にわたる行動制限や薬物療法に偏重したものとなり、職員の対応技術は向上せず、職員自身も徒労感を強めるという悪循環を来すことにもなっていると考えられる。困難を伴う治療だからこそ、地域社会を想定した当たり前の集団生活を通じて自立スキルを向上させること、また子ども集団に積極的に組み込んでいける治療プログラムや入院環境が必要とされるのである。

重度知的障害を伴う発達障害児の入院治療を他児と同一空間で行うことから見えてくること

次に、重度知的障害を伴う発達障害児の入院治療の実践から得られる治療的効果について触れていきたい。

①重度知的障害を伴う発達障害児の観点から

重度知的障害を伴う発達障害児の入院治療が、自傷や他害、著しいこだわりといった問題行動の改善にのみ焦点が当たってしまう治療であれば、子どもや家族にとって心貧しい治療となってしまう。

彼らの生活を病棟で見ていると、入院してさほど時間が経たないうちに、周囲を認識する力を徐々に発揮していく姿に気づかされる。彼らは、周囲の子どもの言動を驚くほどよく観察し、模倣し、そこから遊びや自立に関する生活技能を獲得していく。普段は他者に対して全く興味を示さないように見えた子が、いつの間にか他児のそばで過ごしている。彼らなりに、そこに居心地の良さを感じているのだろう。病棟内で一目置かれている子や憧れの対象となる年長児の言うことは、笑顔で素直に聞き入れ、場面を共有し共に行動し、今まで興味を示すことがなかったテレビ番組や遊びに関心を示すようになる。時には、憧れの他児と職員のやりとりを模倣し、自傷や他害といった方法でしか自己表現してこなかった子が、職員の手を引っ張り、彼らなりの「要求」や「拒否」のサインを出すようになっていく。病棟生活において、そんな光景を目にすることは珍しいことではない。

事例：さち　小学校３年生　女児

さちは、中学生女児に認められて病棟の日課に沿って生活できるようになった子どもである。

さちは物を置く位置やスケジュールに関するこだわりが強く、自宅では思い通りに母が動かないと何時間でも大声を上げて泣き続けていた。発語は単語を中心に数語認められたが、エコラリア（反響言語・オウム返しの言葉）となり、コミュニケーションの手段にはなっていなかった。就学当初は、何とか登校を続けていたものの、徐々に休みがちになり、入院となった小学校３年生頃には自宅にこもって過ごすようになっていた。両親は、入院での集団生活を通じ、さちが他者と交流して社会性を身に付け、少しでも生きやすくなることを期待していた。

入院時、さちは、ぼろぼろになったウサギのぬいぐるみを小脇に抱えていた。当初、彼女はどこに行くにもぬいぐるみを手離さず、集団活動時にも、ぶつぶつと独り言を話し、どこを見るでもなくじっと周囲を眺めているばかりだった。こだわりは強く、さちの思っていたタイミングでなければ、職員の声掛けをきっかけに大声を上げて泣き叫び、飛び出しや暴力を振るうといったことが連日起こっていた。

登校や療育といった治療プログラムを終えると、夕食までの間、さちは職員と共にデイルームで過ごすようにしていた。そこには、不登校が理由で入院している中学生女児や、落ち着きのない小学生男児たちがおり、一緒にテレビを見たり、ゲームをしたりしていた。しばらくすると、ぬいぐるみは相変わらず手にしつつも、中学生女児らの横に座って過ごすことが多くなり、女児らに誘導されて食堂や風呂に行く、分校へ登校するなどの生活日課が定着するようになっていった。

また、他児らがテレビを見ているデイルームでベンチに腰掛けて一緒に眺めるなど、集団の場を共有する姿も見られるようになっていった。この頃には、入院当初のような独り言も減少し、職員の口頭指示を聞き入れ、予測困難な癇癪を起こすことも減少していた。

新しい課題や活動に取り組む際には、ウサギのぬいぐるみがそばにいることもあったが、普段は自室のベッドに無造作に放置されていた。それに気づいた職員は、ぬいぐるみをさちの枕元にそっと座らせるようになった。

事例：こうた　小学校6年生　男児

こうたは、こだわりや過敏性が著しく、家庭では自室を中心に過ごしていた。以前は、家族と共に外出する機会もあった。しかし、こうたの身体的成長に伴い、最近では彼が拒否してしまうと、たとえ両親であっても、外に連れ出すことは困難になっていた。

入院時、個室使用も検討したが、家庭と同じような状況に陥ってしまうことを懸念してパーテーションなどで環境調整し、あえて大部屋で治療を行った。こうたは、他児がいないと、自室のベッドであぐらをかき穏やかに身体を揺すっていた。しかし、他児が一人でも同室にいると、布団にくるまってベッドの下に入り込んでいた。

まず、職員は、こうたと共に同じ空間で過ごすことから治療を始めた。こうたへの働きかけは身辺自立に関わる最小限のものにとどめ、それ以外は直接的な関わりを避けた。ただ、同室他児へ働きかける際には、こうたの視野に入るように配慮し、時には注意をひくような声掛けも行った。無理強いされないことで安心したのか、こうたは、他児がいても、次第にベッド上で過ごすようになっていった。

次に、職員は一定の距離は保ちつつも、こうたの傍らに座り、他児が音や光の出る玩具、ボール、ぬいぐるみで遊んでいる姿に注意を向けられるよう、ジェスチャーを交えて促していった。また、職員自らも他児らと遊びを楽しみ、こうたが少しでも興味を示しそうなことには、実際に触れさせていった。

入院して数か月経過した頃には、こうたは、自室にあるおもちゃで遊ぶようになり、小集団での活動時には、以前であれば職員の個別対応が必要になった場面でも、声掛けで他児の後を追い部屋から出てくるようになっていった。

（＊）

入院治療を通じて重要となるのは、信頼できる大人との１対１関係の構築にある。この関係を安心・安全の基盤として、職員は、彼らが他児や集団へ目を向けられるよう丁寧に支援し働きかけていく。病棟生活のすべてで、職員は彼らと共に行動し、一緒に周囲を見ることから始め、徐々に接近して距離を縮めていく。その後、職員が手本を見せたうえで、ようやく子どもにも体験させていく。新たにできるようになったことについては共有し、面白さや楽しさ、生活しやすくなったことを伝える。時には、強化子を用いることで、肯定的な共感を抱きやすいように演出することも、治療者の腕の見せ所になる。

一連のやりとりが繰り返されていくなかで、職員との１対１関係がさらに深まる好循環を生み、子どもたちの遊びや余暇の拡大、身辺自立に関する技能の向上へつながっていく。薬物療法や行動制限は、あくまでも補助的な役割であることを確認しておきたい。

余談であるが、言語表出が困難な知的障害を持つ子どもも、心身の成熟に伴い当然のことながら思春期青年期を迎える。その際、精神病様症状が出現することも稀ではない。抑うつ状態や活動性・意欲の低下、気分変動などと比較すると、幻覚や妄想など言語的な確認を必要とするような変化は把握しにくい。治療者側には、常にその可能性を心にとどめて的確に捉え、必要な際には彼らが安心できる環境調整や薬物療法を実施することが求められる。

②知的障害を伴わない他の入院児の観点から

次に、知的障害を伴う発達障害児の入院治療を同一病棟内で行った際に、周囲の子どもに与える影響について触れる。

事例：なお　中学校１年生　女児

なおは、前項に示した重度知的障害児“さち”に対する職員の関わりから、大人を信用できるようになっていった子どもである。

母親は精神的に不安定で、なおの幼少の頃より、たびたび替わるパートナーと共に暮らしてきた。母にパートナーがいる間は、衣・食・住の心配をする必要はなかったものの、母からは「どうして、お前がいるの」「生まれてこなければよかったのに」といった苛烈な暴言を浴びせられることもあった。パートナーがいないと、母は何日も横になって過ごし、なおは食事もままならず、1週間入浴しないといったこともしばしばあった。この間、地域からの通報で児童相談所により、複数回一時保護が行われていた。

小学校就学後、授業には落ち着いて参加できず、休み時間には他児とのトラブルが頻発した。徐々に登校しない日も増え、街中でぶらついて過ごし、スーパーやコンビニで菓子や文房具を万引きして補導されることもあった。母は、自宅での対応が困難だと話すようになり、児童相談所とも相談し、なおは小学校5年生への進級を前に児童養護施設に措置された。

養護施設では、些細なことでいら立ち、暴言や暴力を振るい、大人の指導に反抗して施設を飛び出し、そうかと思えば、自室にこもり他者と関わることを拒絶し、時にリストカットなどの自傷に至った。すでに外来治療には通っていたが、状態の改善が乏しいこともあり、小学校6年生の時に入院となった。

入院直後、なおはすべてのことに拒絶反応を示し、職員が関わろうとしても暴言を吐いたり、暴力を振るったりするばかりだった。その後、職員が粘り強く丁寧に関わることで、日々の生活は徐々に落ち着いてきて、子ども集団での関わりや遊びで、助言は要したものの大きなトラブルになることは減っていった。ただ、大人も含め、他者とのやりとりはどこか表面的で、職員は関係の深まりにくさを感じていた。

そのような時期に、小学生のさちが入院してきた。当初、さちが癇癪を起こして泣き続けていると、なおは「うるさい」と強く非難し、避けるようにして暮らしていた。さちに対して職員が丁寧に支援していると、その姿を見て明らかにいら立ちを募らせ、職員に悪態をつくようなこともあった。職員は、さちに対する支援だけでなく、必要な際には、なおの身辺整理なども一緒に行って関わりを深めた。

すると、いつの頃からか、さちが癇癪を起こして、職員がさちの身の回りの支援を行っている際に、なおが不満を訴えたり、指導を強く拒否したりすることは減っていった。時には、言葉使いは乱暴でも、職員が対応しやすいよう他児に声を掛ける姿も見られるようになった。職員から「ありがとう」

と伝えられると、なおが素直に認めることはなかったものの、まんざらでもない表情を浮かべていた。

なおが中学生になる頃には、食事や活動場面でさちに声をかけて誘導し、さちもなおのそばで自然に過ごすことが多くなった。また、さちが激しい癇癪を起こしそうなときや、子ども集団で対応に困ることがあったときには、なおから職員に相談や助言を求める姿も見られるようになっていった。

（＊）

入院して間もない知的障害のない子どもが、同じ病棟で生活する知的障害を伴う子に対して拒否的な態度を示すことがある。そうしたことは残念ながら少なくない。しかし、当初は拒否反応を示していた子も、知的障害を持つ子どもたち一人ひとりの行動様式や意図が分かるようになっていくにつれて、彼らを受け入れる姿を自然と見せるようになってくる。

時には、職員よりも子ども同士の方が、「違うよ」と活動の手順について適切に声をかけ、移動時に優しく誘導し、かつてであれば暴言・暴力を発していたような子が、重度の障害がある子の不適切な表出に対して穏やかな口調で諭している姿を目にする。その姿は、職員が普段から心掛けている対応であり、子どもが信頼できる身近な職員をモデルとして成育していることの表れだろう。

入院生活にも慣れてきて、相手や周囲の反応を理解できるようになってくると、子どもの不安は明らかに軽減してくる。知的障害の有無にかかわらず、すべての子どもが発する不適切な言動の背景には、その子自身の不安が隠されていることを、そこから再認識できる。

また、入院初期の子どもは、職員を全面的に信頼しているわけではない。子どもは、きわめて弱い立場にある重度知的障害を伴う子に対し、職員がいかに手厚く、かつ丁寧に関わっているかをよく見ている。そのような場面からも、職員が信頼できるかどうかを、子どもは測っているのである。自らが疲れ果ててしまい不安定となったとき、職員がどう接してくれるか、そこに自分自身の姿を投影しているようである。

同時に、重度知的障害を持つ子に適切な支援が行われつつも、必要な場合には職員が毅然とした対応を示していることも、周りにいる子どもは見ている。

子どもたち一人ひとりの治療目標に沿って職員が一貫した対応と指導を行っている場合、ほとんどの子は、それを受け入れる。しかし、「知的障害のある子だから、仕方ないよね。許してあげてね」といった重度知的障害を持つ子を一人の人間として認めないような職員の対応は、自分の人格を否定されたような思いに追いやられることになり、生活を共にしている子どもにとっては、到底受け入れられるものではない。

入院してきた子どもは、さまざまな傷や失敗、時には周囲から蔑まれ、虐げられた経験をしてきており、そこには一人ひとり壮絶な体験が秘められている。そうであるからこそ、「知的障害があるから」と言ってその場限りで流してしまうような大人の対応は、自分も行動化せずにはいられなくなったときに大人が真剣に向き合ってくれるのか、丁寧に関わってもらえるのかという不安を掻き立てられることになる。単に一他人に対する特別視だと感じる以上に、受け入れられないのである。

子どもたちは、本当は何を恐れているのか。それは、困ったり、弱っている際に、大人がそのことに気づいてくれるか、特別扱いされて放置されないか、関わり助けてくれるのかということである。そのことを心に留めておきたい。

事例：みき　中学校２年生　女児

みきは、不登校を主訴に入院治療を行った事例である。

元来大人しく引っ込み思案で、同年代集団では自己主張することはなかった。母親は能動的に行動しないみきを心配して、あれこれと先手を打って手助けしてきた。一方で、何に対しても真面目に取り組み、決して手を抜くこともない子だった。周囲が気づいたとき、みきは疲れ果てており、小学校高学年の頃から学校へ登校できなくなっていた。

入院後、病棟での生活は卒なくこなしていたが、どこか疲れた表情を浮かべ、余暇時間には一人で本を読み過ごしていることが多かった。そんなみきの表情が、最近、少しずつ明るくなってきたと職員の間で評判になる時期があった。

みきの様子を見てみると、同年代集団からは、以前と同じように一定の距離を保っていたものの、食事や登校の際“さち”の手をそっと引いて誘導し、全体活動のときには常にさちの傍らで過ごす姿が見られた。いつの頃からか、さちもみきを頼るようになり、近くに寄っていき、みきは職員が行うようにさちの身支度の世話もするようになっていた。

（＊）

みきのように、自らが能動的に他者に働きかけるようなことがなかった子どもが、入院後、病棟生活を通じて、重度知的障害を伴う子どもや年少児の世話を焼いてくれる場面を目にすることがある。それまで自身が周囲から援助を受けることしかなかった子にとっては、自らが他者に働きかけ、役に立ち、周囲から認められ、他者に頼られる存在となること、そのことが大きな達成感となり自己有用感につながっていくのだろう。

言葉に頼らないコミュニケーションだからこそ、互いに過剰な負担になることなく、新たな対人関係を築くことにつながっていったのである。子どもたち一人ひとりが多彩な背景を持つ集団だからこそ可能となった体験だったと言える。

病棟生活におけるあらゆる出会いは、すべて治療的に機能する可能性を含んでいる。ただ、その実現には、治療者となる職員の丁寧な関与が重要となる。

③職員の学びの観点から

重度知的障害を伴う発達障害児への治療を実践することから、治療者も多くを学ぶことができる。

彼らの入院治療は、癇癪に伴う自傷・他害、著しいこだわり、過敏性、集団行動の苦手さの改善に加え、ほとんどの子どもは身辺自立に関する技能獲得を併行して目指していくことになる。

生活技能の獲得は、必ずしも入院中に完了するとは限らない。しかし、入院生活で、排泄や入浴、摂食といった身辺自立に関する技能を辛抱強く伝えて身に付けさせていくことは、彼らにとって最も侵襲性が少ない関わりになって退院後の生活へつながっていく。

子どもにとっては、安心して他者に身を委ねることのできる体験となり、生理的不快感を他者が解消してくれる心地良さを、日々の生活支援を通じて体験することになる。病院治療と言っても、子どもを育てていく際に抱く慈しみと力強さを、治療に携わるすべての者がそのやりとりから実感できる。また、日々の生活のなかでこそ、子どもが他者を認識する力を適切に育くんでいくという当たり前のことに気づかされる。

また、日々、治療に携わっていて、われわれは当たり前のように、言葉を介し他者とやりとりする。それは、職員同士だけでなく子どもと関わるときも同じである。しかし、言葉に頼りすぎていると、実は治療的となっていないこともある。

口頭指示や注意に対し「はい」と応えていた子が、全く指示通りに動くことができなくて同じ過ちを繰り返したり、他児と遊んでいてトラブルになったとき、その子なりにもっともらしい弁明をしていても、遊びのルールをそもそも理解していなかったりする。対応する職員はこういう場合、「知的障害がなく言葉でやりとりできるから、理解して覚えているだろう」と見立て違いをしてしまうことも少なくない。入院している子どもの言動を丁寧に観察していると、状況や言動を的確に理解できていないことが、実に多いことに気づく（その逆もあるのだが）。

そういったとき、重度知的障害を伴う子どもの行動と照らし合わせれば、彼らの言動に共通する点が意外にも多いことに気づかされる。言葉でやりとりができる子と接する際にも、重度知的障害を伴う子どもに行う対応を応用して適用すると、思いのほか上手く治療が進むことは少なくない。

また、重度知的障害を伴う子どもは、自らの思いを言葉で表出することがなかなかできない。そのため、職員には彼らの行動をよりつぶさに観察し、代弁し、適切に評価していくことが強く求められる。また、そのことを治療者間で共有するために、彼らの行動と思いについて言葉で表現して互いに伝達し合うことが必要となっていく。

こうした実践の積み重ねが、治療者個々の力量を高め、病棟全体で子どもをどう見ていくのかについてや「子ども観」を共有し、治療や対応を統一していくことにつながっていくと考えている。

重度知的障害を伴う発達障害児に対して短期入院の意味はあるか

重度知的障害を伴う発達障害児を持つ保護者たちは、わが子のこだわりや自傷・他害といった行動化が激しいほど、入院前に、「この子に対応できるのは、自分だけしかいない」と、子どもを抱え込みすぎてしまっている傾向にある。子どものことや障害を正しく理解してもらえるのか、大切に扱ってもらえるのかという不安を強く抱き、地域における障害福祉サービスを活用して子どもを他者に委ねるといったことに強い抵抗を示すこともある。

その結果、家庭において親と子の関係が悪循環に陥ってしまい、子どもの行動化は固着し、解決の糸口を見出すことが困難になってしまうことも多い。こうしたとき、1か月程度の短期入院を行うことが打開策となる。

短期入院の目的は、互いの休養というだけではない。

子どもにとっては、新たな環境に触れ、現状の発達段階や課題について評価を行い､長期の入院治療に向けてアセスメントを行って準備する期間にもなる。保護者にとっては、離れて生活することで子どもの状態を客観的にあらためて見直す機会となり、彼らが家庭以外でも生活し、成育していくことができるのだということを確認できる。時には、それまで自分たちが工夫し対応してきたと思っていたことが、誤っていたと気づいて悲嘆に暮れることもある。その際は、保護者がこれまで行ってきた養育を労い、入院治療によって、子どもがいずれ生活の拠点としていく地域社会のなかで、多くの人と関わり、新たな成育を遂げるきっかけに触れたことを伝えていく。保護者が、安心して子どもを他者に委ねる体験を積めるように支えていくことが重要になる。

治療者にとっては、子どもの発達段階や課題が客観的に把握できることで、退院後の通院治療においてより具体的な助言が可能となり、時に必要となる長期入院に備えた準備をする機会にもなる。また、集中的に地域関係機関と連携して可能な範囲で家庭への福祉支援を導入していくことも検討できる。

入院目的やその期間については、家族や地域の要望と支援のバランスに応じて柔軟に検討しなければならない。同時に、治療の目標を明確に設定することが必要である。その際、短い期間だったとしても、入院治療が地域社会の一部として家族を守り、子どものより適切な成育を保証する環境を提供していることを念頭に置くことが重要である。

重度知的障害を伴う発達障害児の入院治療を、今一度、振り返る

あすなろ学園の初代園長である十亀史郎は、自閉症児・者における心の発達

について、次のように述べている。

我々は、彼らの見かけと、心の内面のギャップを理解していくよう努めなければならない。彼らを見かけ通りに扱っていくと、自閉症児は貧弱になってしまうから、彼らの心の発達を考えるとき、相手の心がそこにあるものとして交わることが大切なのである

自閉症児を特別なものとして見ることを止めたとき、彼らがよく見えてくる。

（十亀史郎「自閉症児・者における心の発達」『十亀史郎著作集 上 自閉症論集』黎明書房、1988年、670頁）

これらは、すべての子どもに当てはまることである。子どもの可塑性はわれわれが考えるよりはるかに大きく、将来への可能性を秘めている。その可能性を治療者が規定してしまうようなことがあってはならない。

知的障害を伴う発達障害児の治療に従事することは、児童精神科病棟での入院治療を実践する際に求められるさまざまな治療技法を確認できるだけでなく、入院しているすべての子どもに日々提供している治療と、われわれ治療者がどう向き合っていくのかをあらためて見直す機会になるのである。

コラム

身体距離について

発達障害のある子どもの中には人との適切な身体距離が分からず、極端に顔を近づけたり、他者の体のどこかに触れていたりする子がいる。そのことで疎まれたり避けられたりすることで時にトラブルに発展してしまうこともある。当センターでは、適切な身体距離を身に付けさせるために、あるいは性的なトラブルを防ぐために、手を伸ばして届く距離以上には他者に近づかないように指導している。もちろん時と場合によるもので、子どもは職員の隣に座り身を寄せてきたり、遊びの最中には身体距離のルールなど忘れてしまったりしており、その都度注意をするほど厳密なものではない。

人はどのような時に身体を寄せ、手に触れ、くっつきたがるのだろうか。一般的には家族や恋愛対象に対してはもちろんだろうが、病棟で見られる場合は、上記の発達障害の特性による場合以外に、誰かに触れることで不安や情緒の揺れを和らげようとしている場合が多いように思われる。子どもは言葉による気持ちの整理や問題解決の力がまだ不十分であるため、不安や情動の揺れを、親に触れ抱きしめられて解消しようとするのは自然で健康的なことなのだろう。それゆえ、入院してある程度の時が経ち、職員との関係性ができて、気の合う友達ができたときにそういった行動が見られるようになることは、本来自然なことではあろう。

子どもが地元の学校などに戻ったときに、特に自閉症圏の子どもにとって、適切な身体距離が取れなければ、再びトラブルになり、孤立していくかもしれない。そのためには入院中に他者との適切な身体距離を取れるようにすることは非常に大切ではある。一方で、不安や情緒的な揺れから身体距離を近づけてくることは、特に愛着に課題のある子や身近な大人に情緒的表現を十分受け止めてもらえなかった子どもに多いように思える。そういった子どもの拙劣な表現を無下に突き放すことは治療的とは言えない。それゆえに、職員が日々葛藤する問題ではある。

ここでも一人ひとりの身体距離に関する背景が異なるかもしれないという視点やアセスメントが大切なのではないか。不安の強い子どもに対しては、それを丁寧に聞き取ることで、必要以上の身体接触が必要ではなくなるかもしれない。情緒的な動揺に対しては、その原因たるエピソードを聞き出し解決を手伝うことが有効かもしれない。いずれにしても身体距離が近くなったときは子どもが不器用に SOS を出しているということであり、別の方法で SOS を出す術を身に付けさせることが治療目標になっていくべきだろう。一方で自閉症スペクトラムの子どもには絵で示し、実際に身振りで示して手を伸ばした距離以上には近づかないよう教えなければならないだろう。

知的障害を伴う自閉症スペクトラムの子どもを含めてさまざまな子どもが入院している病棟では、指導のあり方が異なるということは混乱を招きやすいが、やはり一人ひとりの行動の意味や背景が異なるからには仕方のないことではないだろうか。大人がなぜそうしているかをしっかりと説明する準備をして、個別の対応をある程度柔軟に行っていく必要がある。

コラム

「言うことをきかせる」と「言うことをきくようになる」

入院中の子どもはなかなか大人の指示に従わない。特に、大人への拒否感が強い子どもで、入院直後や病棟に慣れ自己主張を始めた頃にそれは目立ってくる。

職員はあの手この手で子どもを手なづけようと努力しているように見える。保護室や身体拘束（当センターでは少なくともこの５年間は行われていない）を使って強権的にそれを目指すこともある。かつて甘いものに飢えている子どもを飴玉で手なづけようとした職員もいた。厳しく叱責してしまうこともあるだろう。とにかく納得するまで丁寧に説明し話を聞くこともあるだろう。そのようにしてわれわれはとかく子どもに「言うことをきかせる」ことに尽力してしまう。

関係性の良好な親子でも、時に子どもは親の言うことを聞かない。子どもが大人の言うことを聞かないのは、ある意味で必要であり必然なのである。顔は笑っているのに悲しんでいるなど、子どもは幼少期からすでに大人の裏の感情に気づくと言われている。子どもが大人からの指示を聞くときは、子どもなりに自分のための指示なのか、大人のための指示なのか、マウンティングでもしているのかなどを見定めているものと知っておくべきであろう。また子どもは思春期に差し掛かってくると、怖さや従順さや親の期待に応えるためなどの理由では言うことをきかなくなり、指示の意味や目的に納得しなければ言うことを聞かなくなると言われている。指示を与えるときに、まずは職員の側でその意味を十分考え、それを子どもが納得できるように伝えることが基本だろう。つまり、大人自身がその意味を考えその目的を理解して納得していなければ、子どもには通用しないのである。

また、大人でももちろん同様であるが、子どもは相手との関係性によって、スムーズに指示に従うこともあれば、あえて従わないということもある。日頃面倒を見てくれて、話をよく聞いてくれて、困っているときには手を差し伸べてくれる大人の言うことは、当然信用し、指示にも従ってくれることが多い。もちろん、前述したように、関係の良い親子間でも指示に従わないことはあり、あるいは関係性ができつつあるときに、甘えることの拙劣な子どもは、甘えとしてあえて逆らってばかりいることもあるだろう。それでも、やはり関係性の良好な場合には、肝心の場面ではその相手をとことん困らせることはしないであろう。

日々の良好な関係性が形作られていれば、結果として子どもは「言うことを聞くようになる」のであり、さまざまな大人らしい手練手管を用いて、あるいは強権をもって「言うことを聞かせる」ことは治療的ではなく、子どもの対人関係のあり方に良い影響は与えない。ましてや、保護室を使って身体拘束をして言うことを聞かせるなどということは言語道断の行為と考えるべきである。あくまでも、関係性が構築され治療が進むにしたがって、子どもは徐々に「言うことを聞くようになる」のであり、この区別が非常に大切なことであるのだろう。

コラム

入院治療における「ゲーム」や「携帯電話」の扱い

この十数年、入院治療におけるゲームや携帯電話をはじめとしたソーシャルメディア媒体の扱いが話題にのぼることが多い。そもそも、コミュニケーションや対人関係に多くの課題を持ち、その改善を目的としている子どもたちにとって、現実の濃密な対人関係を体験する機会、大人である職員が関与する機会を逸することになるアイテムが入院治療の場に必要なのか、はなはだ疑問である。ただ、実際の現場では、使用の是非について、さまざまな意見がある。基本的にゲームや携帯電話の持ち込みを禁止している施設から、個人が日常的に使用するものとして特段の制限や約束を設定していない施設、プライバシー保護の観点からカメラや録画機能を制限して使用を許可する施設、治療の一環として持ち込みを許可する施設までさまざまである。

いずれにせよ重要なのは、その子どもの治療にとって、ゲームや携帯電話がなぜ必要なのか、その子の成育にとってどのような影響を及ぼすのか、将来的にどういった使い方が適切で、入院中にそれらのアイテムとどのような付き合い方を学ばせたいと考えているのか、といったことを子どもたち一人ひとりと向き合いながら個別に検討し、治療契約を結んでいくことである。その過程に粘り強く対応していくことこそが、治療的関与なのではないだろうか。

外来治療だろうと、入院治療だろうと、目の前にいる子どもの姿が見えない議論は慎みたい。

第３章

具体的な入院治療の進め方
― 一人ひとりの子どもを見つめながら ―

はじめに

子どもの入院治療は、それ自体が子どもの成長を拠り所としている。また、その成長を保証し、促していくことを目的としている面がある。そのため、治療に要する期間は、どうしても長期化する傾向にある。その間、高い治療効果を適切に保っていけるかが、入院治療の要となる。

治療は主治医や担当職員が中心となって創意工夫し、子ども一人ひとりに適したプログラムを提供していく。ところが、治療の進め方が、ある程度統一されていなければ、職員の対応は混乱してしまうし、実際に生活している子どもの治療効果も十分なものにはならない。そこで、本章で取り上げる入院治療管理システムのように、入院から退院に至る治療の流れが大まかに設定されることが必要となる。

入院早期に行うアセスメントや定例で開催するケースカンファレンスでは、一人ひとりの子どもの治療を検討していくだけでなく、活発な議論が展開されるなかで、病棟全体で子どもをどのように「見て」「向き合い」「関わっていく」のかという「子ども観」、すなわち病棟ごとの治療理念の統一を図っていく場にもなる。また、治療技術の継承やさらなる向上など、病棟治療を醸成していく役割も担っている。

病棟生活では、さまざまな枠組みを活用して治療を行っている。日課や病棟生活の約束、学校教育、療育などの集団活動、個別の心理療法、診察、家族との交流といったさまざまな枠組みを設定している。いずれの枠組みについても、治療者と子ども一人ひとりが、「なぜ今、その枠組みが必要なのか」を粘り強く話し合い、共働して治療を作り上げていくことが重要となる。

児童精神科の病棟治療においては、安心できる大人との１対１関係を構築して安心して生活することを基盤に、子ども集団への参加を経て、社会参加に至るような体験を積める治療構造が、意図的・連続的に準備されていることが必要となる。また、子どもの入院治療に携わる職員には、自らも参画しモデルとして振る舞いながら、子ども集団での経験を治療的に活用していく術が求められる。そのうえで、遊びをはじめとした子ども集団でのあらゆる経験が、子どもの育ちにとって何ものにも代えがたいものとなっていくのである。

第１節　入院治療の進め方――入院治療管理システム

1. 入院時アセスメントの大切さ

入院治療管理システム

子どもの治療空間として病棟が有効に機能するには、主治医、担当看護師、保育士、心理士、併設された学校教諭、ケースワーカーなど、その子に関わりを持つすべての職員が、一人ひとりの子どもについて見立てや治療の方向性について理解をしっかり共有し、治療チームとして統一した対応を進めることが不可欠の要件である。

同じ病棟で働いているのに、主治医や担当職員によって治療の進め方に大きな違いがあれば、治療現場は混乱してしまう。それによって、本来であれば提供されるべき治療が、子どもに届かなくなることにもなりかねない。文章を読めば当たり前のように受け止められるだろうが、わずかな認識のずれや善意の思い込みなどが、のちに大きな食い違いを招くことはありうる。

三重県立子ども心身発達医療センター児童精神科では、2001 年から「入院治療管理システム」（図 1）を導入することで、入院治療を均質化させ、さらなる向上を目指している。入院治療管理システムを用いることで、外来治療から入院治療、そして退院とその後の支援へつながっていく治療を構造化して短期間で効率的な医療が実現し、一貫したものになっているか否かを可視化させている。また、時として入院が長期間になったとしても、治療の進捗を管理しやすくなり、適宜、治療目的や手順を適宜見直して明確化することで高い治療効果を維持することが可能となってきた。

入院治療管理システムの要となっているのは、本項で述べる入院時アセスメントと次項で語る月例ケースカンファレンスである。病棟生活やさまざまな集団活動、隣接する特別支援学校における教育など、子どもに直接関わっているスタッフが一堂に会し、一人ひとりの子どもの治療について定期的に検討して軌道修正を重ねていく。時として、立場や役割の違いから議論が白熱すること

子ども心身発達医療センターケースマネジメントの流れ

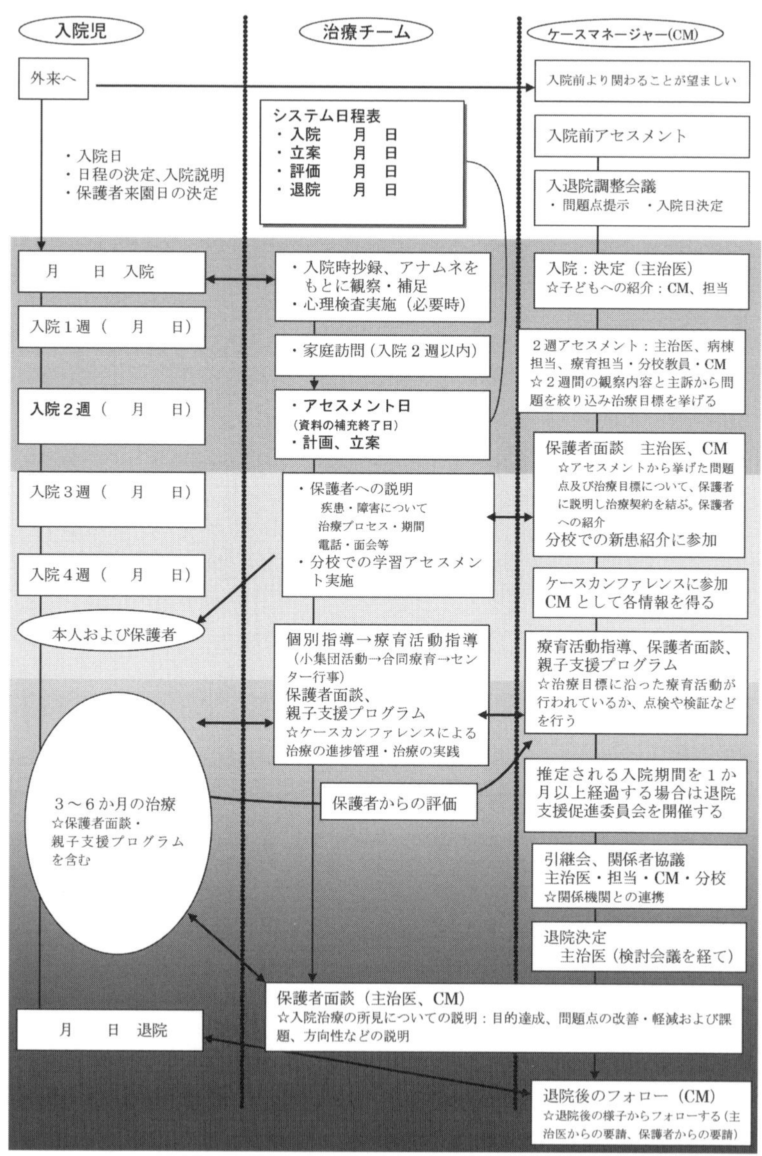

図１　子ども心身発達医療センター入院治療管理システム

もある。しかし、それが子どもに向き合った結果の議論であれば、治療チームとしてその子をより深く理解し、より良い治療を提供することにつながっていく。

また、子どもによっては、ケースマネージャーを設置し治療の進捗管理を図っている。ケースマネージャーは通常、入院治療に精通したベテランの職員（看護師・保育士・児童指導員・地域連携の担当者・各部署の責任者）の責任者１人が担う。医師とは別に治療全体を俯瞰し、子どもに関わるすべての職員が円滑に連携して治療効果を最大限発揮できるよう助言を行う。１人の医師のみで関わらないからこそ、決断が独善的となっていないかなど冷静に確認することができる。時に治療が滞っている際には、子どもや家族と直接面談したり、地域関係機関の担当者に働きかけたりすることで解決の糸口を探る役割を担っている。

入院時アセスメントを系統的に行う

これまでにも述べてきたように、われわれの病院における子どもの入院治療では、当然のように常時、多職種が連携し合っている。互いの職能を生かして得た情報を共有し、治療の方向性を確認し統一するため、入院２週間頃を目途にすべての子どもに対して入院時アセスメントを行っている。

入院から２週間後という時期であるが、できるだけ早くかつ丁寧に入院治療の方向性を定めるため、これは情報収集に要する絶妙な期間だと経験的に考えている。病棟治療は３交代制を採っており、担当職員であっても、数日で担当児の状態像や特性を的確に把握することは難しい。また、入院直後に子どもが示す姿は、入院という生活環境の変化による混乱に大きく影響されている可能性がある、とどの子についても予測する必要がある。ほとんどの子どもは、入院して１週間が過ぎた頃からホームシックで涙を見せることが減り、徐々に病棟生活に馴染んでくる。それとともに、本来の治療課題が少しずつ見え始める。職員の動きやアンテナに入ってくる情報が、入院から２週間、嵐のように過ぎていくのである。

子どもが入院してきたとき、病棟職員はまず、家族からの情報を収集・整理し、入院時主訴、生育歴、現病歴、家族歴、生活歴などを確認する。当然、外来通院治療の間に得られた情報は、各主治医から入院時に申し送られている。しかし、これから治療の最前線に立つ病棟職員が、子どもの生い立ちや家族の在りようについて、あらためて養育者と情報確認するという作業の意義は大きい。そういった２週間ほどの間に、病棟生活のなかで子どもの行動観察は始まっている。これについては、「入院時アセスメント用紙」（表１・２、113 ～ 116 頁）の各欄を埋めていくことで系統立って観察が進められるように工夫されている。アセスメント用紙には、入院時主訴や身辺自立に関する項目、精神症状や行動特徴、対人関係の持ち方、遊びの特徴、読み書きなど基本的学習能力の定着度など、子どもが病棟や特別支援学校で生活していく際に必要となる情報の大部分が含まれている。

アセスメント用紙を用いることで、職員個々人の力量や経験の差異が極力生じないようにして、その後の治療に必要な情報を収集することが可能となっている。またこれは、個々の子どもが持っている能力や特性に気づくことができるよう職員が焦点を絞りつつ、無理を強いられることなく、同時に意図的に子どもに関わっていくきっかけとなる作業でもある。

アセスメントと併行して進んでいく治療

入院直後の子どもは、小さな体いっぱいにさまざまな不安を抱えている。行動観察を行いつつも、新たな生活の場である病棟で、子どもが一日でも早く不安なく暮らしていけるように寄り添っていくことが、同時進行で職員に求められている。この場合、身辺自立の度合いを確認しつつ働きかけていくのが自然だろう。これは、生活援助の開始となり、治療の基盤となる安定した生活を保障していくことにつながる。

子どもによっては、他人の大人から関わりを持たれることに強い不安や緊張を露わにし、拒否を示すこともある。指示された新たな課題に取り組むことが単に苦手ということもあるだろうし、初めての人や環境に接する場合のその子の通常反応であるかもしれない。あるいは、被虐待体験由来の防衛なのかもしれない。そうしたときは、子どもの不安や緊張をどうすれば軽減しほぐすことができるか、どの程度の時間で軽減するかなどの情報を得る機会にもなる。

他方、すべての指示や指導に従順な子もいる。過剰な適応そのものが、地域で味わってきた生活破綻に由来するものである場合や、本質的な問題が表面化しないように隠そうと、健気に耐え忍んでいる場合もあるだろう。

入院当初の振る舞いは、彼らが地域や家庭で見せていた姿でもあり、不安や緊張が強いときに示す反応でもある。一見した様子だけでなく、背景に隠れている子どもの心の在りようにも注意を払いつつ関与を進めなければならない。

事例：こうじ　小学校6年生　男児

両親はこうじの幼少期に離婚して、父親・兄との３人暮らしとなった。

保育園では、外遊びが好きで他児と一緒に遊んでいたが、鬼ごっこといった簡単な遊びでもルール理解が困難な様子が見られ、集団活動では、その都度、個別に声掛けすることによって、大きな逸脱になることはなく、楽しそうに参加できていた。

就学後、学習で苦労する姿が目立つようになり、徐々に授業時に教室から抜け出すようになった。担任は、こうじを何とかして教室にとどめようと、注意や指導に偏した対応となっていった。しかし、こうじは強い拒否を示すばかりで、暴言・暴力・飛び出しといった行動化は増悪していった。

その頃には、自宅でも、自身の思いが伝わらず要求が通らないと、興奮して暴れることが繰り返されるようになっていた。対応に苦慮した父は、たびたび暴力でこうじを抑え込んでいた。その後、近隣からの虐待通報によって児童相談所が関与するようになり、一時保護措置を経て入院となった。

診察の場に現れたこうじは笑顔で明るく、まるで遠足にでも出かけてきたようだった。入院目的が、「暴言・暴力を減らすこと」と伝えると、こうじは頷いて聞いていたものの、診察の最後にあらためて確認すると、「ん？分からない」と答えた。

その後、病棟で行動観察を行い、入院時アセスメントを実施した。アセスメント会議では、担当看護師と保育士から、次のような報告があった。

知的能力に比して語彙は豊富な子で、一見コミュニケーションも成立しているように見えるものの、十分に理解はできていないため、周囲から「分かっている」と誤解されやすい。他者との関わりを持ちたいという思いはあっても、適切な距離感を持つことや関わり方が分からずトラブルに陥りやすい。勝敗ある小集団遊びではルール理解が困難で、思い通りにいかないと大声を出し、他児を威嚇し、追い回し、駄々っ子のように大泣きする。また、身辺自立の手技については、一つひとつは身に付いているものの、生活の流れが理解できておらず、被害的に解釈するためなのか、職員の声掛けも拒否して泣きだしてしまう。

なお、入院前に児童相談所で実施された知能検査からは中等度の知的障害のあることが確認されていた。

アセスメントを行った後、積極的に視覚支援を導入し、こうじが病棟で生活しやすいような配慮を行った。また、こうじの不適切な言動については、注意や叱責を行わず、適切な言動を伝えて職員から距離をとる、職員の声掛けで適切な行動に移せた際はほめて強化するという関わりを統一して行った。

そうすることにより、行動化は速やかに軽減していった。入院３週目以降は、知的障害を伴う子どもの小集団グループ活動に落ち着いて参加できるようになった。

こうじの様子から、衝動コントロール不良といった課題は見られるが、彼の能力と特性に適した環境調整を行って必要な支援を実施することで、状態の安定が図れることを確認した。こうじ自身、「家に帰って落ち着いて生活できるか心配」と話したこともあり、児相や家族とも相談し、退院後は知的障害児入所施設を利用することで安定した生活環境を保障することとした。約１か月間の入院で退院とした。

子どもの現状を丁寧にアセスメントすることで、入院治療が進展して完結した事例である。こうじについてのアセスメントでは、日常生活スキルの自立度を査定し、各々に適した支援方法や必要とする支援量について確認し、そのうえで、遊びを通じて対人関係を広げていくことにも着目した。

子どもの健康的な面に着目し、発達経過を振り返る

子どもの治療を進める際、治療課題にばかり注目するのではなく、その子の健康的な側面を見出し、それをどのようにして成育につなげていくかという視点を持つことが大切である。また、過不足なく情報を得るには、安全な治療空間を提供しつつ、子どもと関わり合うなかで観察することが求められる。

入院した時点で得られている情報は、子どもの発達課題に焦点化されたものが大部分を占めている。最近は、子どもの興味や遊びについて養育者に尋ねても、長時間のゲーム・テレビ・動画の視聴といった単眼視的で否定的な情報しか得られないことが多い。しかし実際に子どもと遊んでみると、折り紙や工作、

独創的な描画、将棋やトランプ、運動など、それまで気づかれなかったその子なりの強みを発見することも少なくない。そこで職員が素直に驚きを示してほめると、子どもはまんざらでもない表情を見せてくれる。

ただ傍観しているだけでは、子どものこうした本当の姿を把握して理解することなどできないし、治療に携わることにもならない。時には、子どもがそこで何らかの行動化を起こす可能性を予測しつつも、あえて関わりを持つことが必要となる。仮に行動化したとしても、その要因は何か、対応した職員にどのような反応を示すのか、切り替えに要する時間やその子なりに身に付けてきている対処法はどういったものかについてつぶさに観察・確認することで、その後の治療につながる豊かな情報を得ることができる。

また、これまでは家族からの関与も拒否して自らの世界に浸っていた子が、集団場面に参加するようになると、突如として手が付けられないようなトラブルを起こすようになることがある。ところが、入院後、職員が１対１の関わりを持って遊びのルールを丁寧に教えることにより、集団内で落ち着いて遊びを楽しむことができるようになっていく。この場合、待つ、ゆずる、お礼の気持ちを伝えるなどの対人関係の基本技法が獲得されていなかったわけであり、集団に入るときには大人の介入が常に必要だったのである。

このように、入院時点で大きな課題だと捉えられていた言動も、その子個人にとっては、発達の過程で当たり前のように日々生じていた言動だったと分かってくることも多い。子どもが入院して家族が少し冷静さを取り戻した頃、家族と一緒にあらためてその子の成育を振り返ると、入院前の異様な言動が発達経過のひずみで生じていたものだと気づかされることも少なくない。その子が何に躓いているのか、何をどう困っているのかなどを的確に見極め、その子の育ち直しにつながる治療の具体的な計画を作成していくことが求められる。

家族についてのアセスメントを行う

治療を進めるうえで、主治医や病棟の担当職員は、頻繁（時には、連日）に家族へ連絡を取って関わりを密にしていく。その際、家族の反応や雰囲気を丁寧に評価することも重要となる。

アセスメント用紙には、家族についての情報を記載する項目も設けている。

入院までに確認できた子どもへの接し方、診察室での様子、入院に必要な物品を届けに来院した際の振る舞い、病棟での子どもの様子を伝えたときの反応などからも、その家族の特徴や特性、そしてどのようにその子に関わってきたのかなど、多くの情報が得られる。

共同治療者として安定した関係を構築できる家族もいる。しかし、強い不安を見せる親、病棟にわが子を委ねることができなくて被害的・攻撃的になる家族、それまでとは打って変わって極端に疎遠となる家族などにも、時として出会う。

退院後の子どもの生活を想定するなかで、克服すべき課題が家族に観察される際は、入院の早い段階から関係機関とも連携して地域におけるその家族への支援体制を検討し始めておかねばならない。このとき、入院までは、家族が地域で子ども対応の矢面に立ってきて、少なからず疲弊していることを労う態度も必要である。

われわれの病院では、担当者を中心に複数名の職員が話し合いながらアセスメント用紙に記入することにしている。担当者個人に任せることなく複数の職員が当該児へ能動的に関与して状態把握を行うことで、その後の治療について共通した認識を持ち、チームとして統一した対応を行うことが容易になっていく。

また、子どもにとって必要な対応や関係構築につながる関わり方などを、経験豊かな職員から経験の浅い職員へ、現場で技術伝承していくという教育的意図もそこには込められている。「どのように対応したらよいのか」「自分が働きかけることで、どのような結果になるのか予測できなくて介入を躊躇する」といった不安を職員が抱えていると、どうしても子どもへの対応は消極的になりやすく、子どもとの関係構築もなかなか進まない。そうなると、治療は膠着し、職員自身も無力感や徒労感を強める結果となる。

子どもや家族に対するアセスメントを治療チームとして丁寧に実施することは、治療に携わる全職員の治療技術向上、そして病棟が治療空間として有機的に機能することにつながっていくものである。

表1　入院時アセスメント用紙①

＜入院からアセスメントまでの観察記録＞

氏名（　　　　　）入院日（　年　月　日　）アセスメント実施日　（　年　月　日　）

診断名（　　　　　　　）　年齢（　　歳）学年（　　　年生） 主治医（　　　　）　CM（　　　　）　担当（　　　　）	入院形態（　　　　）

入院主訴：

入院目的：

観察項目

①ADL

排泄(排便)—自立　声かけでできる　後始末(できる・できない)　一部介助　全介助　失便有無
排泄(排尿)—自立　声かけでできる　後始末(できる・できない)　一部介助　全介助　失尿有無
夜尿—有無　夜尿頻度(毎日・時々　　回／週)　排尿誘導の有無
生理—有無　定期的・不順　介助要・否
更衣—　自立　前後(わかる・わからない)　表裏(わかる・わからない)　ボタン(はめれる・はめれない)
　ファスナー(できる・できない)　季節に合わせた衣服調節(できる・できない)　一部介助　全介助
入浴(洗身)—自立　声かけでできる　一部介助　全介助
入浴(洗髪)—自立　声かけでできる　一部介助　全介助
洗面(洗顔)—自立　声かけでできる　一部介助　全介助
洗面(歯磨き)—自立　声かけでできる　一部介助　全介助
整理・整頓—できる　声かけでできる　一部介助　全介助
食事—自立　箸(使える・使えない)　スプーン、フォーク(使える・使えない)　コップ（飲める・飲めない）
　主食、副食交互（食べられる・食べられない）　一部介助　全介助
　偏食の有無(内容：　　　　　　　　　　　　　　　　　　)
　摂取量(普通・少食・大食)　マナー（良い・悪い）
　睡眠—1人で入眠できる　添い寝(要・不要)　夜間覚醒の有無　早朝覚醒の有無　入眠困難(薬物の有無)
　睡眠の質(深い・浅い　寝付き良い・悪い)
利き手（　　）

②あそび（余暇時間）

対人関係—　同年齢の子ども同士(遊べる・遊べない)　年下の子ども(遊ぶ・遊ばない)　年上の子ども(遊ぶ・
　遊ばない)　職員(遊ぶ・遊ばない)　一人遊び(できる・できない)　ごっこ遊び(できる・できない)
興味・関心—好き(得意)な遊び(　テレビを観る、ごっこあそび)　嫌い(不得意)な遊び(　　　　)
　室内遊び(好き・嫌い)　室外遊び(好き・嫌い)　発展性のある遊び(できる・できない)
　体を使う遊び(好き・嫌い)　頭を使う遊び(好き・嫌い)　TV(見る・見ない)
　ビデオ(見る・見ない)　TV、ビデオを集中して(見る・見ない)
　集中時間(長い・短い)：(　　　分)　一人で余暇(過ごせる・過ごせない)
理解力—ルールの理解(できる・できない)　ルール(守れる・守れない)
　病棟のスケジュール(理解できる・できない)

③学習面

ひらがな50音(読める・読めない・書ける・書けない)カタカナ50音(読める・読めない・書ける・書けない)
一桁足し算(できる・できない)　一桁引き算(できる・できない)　かけ算(できる・できない)　割り算(できる・
できない)　時計(読める・読めない)　左右(わかる・わからない)　上下(わかる・わからない)
昨日今日明日(わかる・わからない)

WISCⅣ　IQ−FIQ(　　)　言VCL(　　)　知PRI(　　)　ﾜｰｸWMI(　　)　処理PSI(　　)
実施日（　年　月　日）

K式—全領域：　発達年齢（　　）発達指数（　　）姿勢運動：発達年齢（　　）発達指数（　　）
　認知適応：発達年齢（　　）発達指数（　　）言語社会：発達年齢（　　）発達指数（　　）
実施日（　年　月　日）

④行動の特徴(注意力・衝動性・落ち着きのなさ・虚言・自傷・他害など具体的に記入)

⑤暴力について

入院までの暴力：　有□　　無□

・暴力の対象者・場所被害の程度・頻度：

(　　　　　　　　　　　　　　　　　　　　　　　　　　　　　　　　　　　　)

入院後の暴力：　有□　　無□

・暴力の対象児・対象者：(　　　　　　　　　　　　　　　　　　　　　　　　　)

・暴力の種類・被害の程度・頻度・発生時間・場所：

(　　　　　　　　　　　　　　　　　　　　　　　　　　　　　　　　　　　　)

・暴力のパターン（先行する出来事・前兆や誘因、注意すべきサイン）：

例　不満感の高まり、要求が通らない、不安の増大

(　　　　　　　　　　　　　　　　　　　　　　　　　　　　　　　　　　　　)

・道具の使用：　有□　無□　・突発性：　有□　無□　・精神症状：　易刺激性□　混乱□　興奮□

乱暴さ□　衝動性□　多動□　・対人ﾄﾗﾌﾞﾙ：　多い□　少ない□　・暴力で問題解決する傾向：　有□　無□

・虐待体験：　有□　　無□　・治療への協力意志：　有□　　無□

暴力アセスメント

・暴力のリスク　　高い□　　時々あり□　　低い□

効果的な介入方法（関わりのコツ、不穏時薬の使用、暴力を止めた方法）

例　空間や視覚的構造化、日課・手順を一定にする、見通しをもたせる、褒める関わりをもつ、クールダウン

暴力時の対応や暴力の対象児・対象者への対処方法

⑥精神症状(有無・内容・前後の様子・対応方法と有効か、無効かなど具体的に記入)

⑦こだわり・くせ

⑧対人関係（他児との関わり方—弱者　強者　異性　職員・職員の対応に対する反応など記入）

⑨家族構成・様子(父母、祖父母、同胞との関係・子育ての状況・疾患の理解度・協力度など記入)

家族支援状況(地域)

*⑩まとめ(主訴の*発生頻度・発生状況・対象者・対応で有効なもの、無効なものなどを含む)

考えられる目標と指導内容

＜今後の予定＞

保護者の同意：

面会：

外泊：

電話：

開放度：

活動参加日・方法等：

活動目標：

分校登校：

＊この他に、本児に必要な観察を実施して下さい。症状別チェックリストを使用している人は、その結果を第１回のアセスメント時に提出して下さい。

表 2　入院時アセスメント用紙②

＜入院からアセスメントまでの観察記録＞

注釈付き

氏名（　　　　　）入院日（　　年　月　日　）アセスメント実施日（　　年　月　日）

診断名（　　　　　　　　　）　年齢（　　歳）学年（　　　　年生） 主治医（　　　　　）　CM（　　　　）　担当（　　　　　）	入院形態（　　　　　）

入院主訴：

入院目的：

> 重度知的障害を伴うＡＳＤ児
> □どのような声かけが必要なのか？
> 口頭・紙面

> □どこまではできて、
> どこからできないのか？

観察項目

①ADL

排泄(排便)―自立　声かけでできる　後始末(できる・できない)　一部介助　全介助　失便有無

排泄(排尿)―自立　声かけでできる　後始末(できる・できない)　一部介助　全介助　失尿有無

夜尿―有無　夜尿頻度(毎日・時々　　回／週)　排尿誘導の有無

生理―有無　定期的・不順　介助要・否

更衣―　自立　前後(わかる・わからない)　表裏(わかる・わからない)　ボタン(はめれる・はめれない)
ファスナー(できる・できない)　季節に合わせた衣服調節(できる・できない)　一部介助　全介助

入浴(洗身)―自立　声かけでできる　一部介助　全介助

入浴(洗髪)―自立　声かけでできる　一部介助　全介助

洗面(洗顔)―自立　声かけでできる　一部介助　全介助

洗面(歯磨き)―自立　声かけでできる　一部介助　全介助

整理・整頓―できる　声かけでできる　一部介助　全介助

食事―自立　箸(使える・使えない)　スプーン、フォーク(使える・使えない)　コップ（飲める・飲めない）
主食、副食交互（食べられる・食べられない）　一部介助　全介助
偏食の有無(内容：　　　　　　　　　　　　　　　　　　　　　　　　　　　　　　　)
摂取量(普通・少食・大食)　マナー（良い・悪い）　　□ＳＧＡシート１週間以内に記載

睡眠―１人で入眠できる　添い寝(要・不要)　夜間覚醒の有無　早朝覚醒の有無　入眠困難(薬物の有無)
睡眠の質(深い・浅い

利き手（　　）

> □どのようなあそびで遊べる？
> □どのような介入をすると遊べる？
> □ルール理解
> □遊び方

②あそび（余暇時間）

対人関係―　同年齢の子ども
遊ばない）　職員(遊ぶ・遊ば

> どのようなあそび　⇔　どのように遊ばせるか？

興味・関心―好き(得意)な遊び(　テレビを観る、ごっこあそび)　嫌い(不得意)な遊び(　　　　　)
室内遊び(好き・嫌い)　室外遊び(好き・嫌い)　発展性のある遊び(できる・できない)
体を使う遊び(好き・嫌い)　頭を使う遊び(好き・嫌い)　TV(見る・見ない)
・見ない)
せる・過ごせない)

理解　　ない)
病棟のスケジュール(理解できる・できない)

> ※　あそびの中で、以下の⑥精神症状・⑦こだわり／くせ・⑧対人関係（④行動特徴・⑤暴力含む）も確認できると良い

③学習面

ひらがな 50 音(読める・読めない・書ける・書けな
一桁足し算(できる・できない)　一桁引き算(でき　　　　　　　　　　　　　　　　　　　.
できない)　時計(読める・読めない)　左右(わかる・わからない)　上下(わかる・わからない)
昨日今日明日(わかる・わからない)

> ※　学力レベルの詳細は、分校の学習アセスメントで把握
> ※　MR のない高学年～中学生は、これだけでは不足

> 日常生活に支障はないか？

WISCⅢ　IQ
WISCⅣ　IQ

> □掲示物が読める？　□自分の名前・住所が漢字で書ける？　□文字の形に歪み？
> □職員や在棟児の名前・顔が覚えられる？　□時計が読める？　□時間を守る？
> □数概念　□大きな数　□概数　□四則演算　□分数・小数　□金銭感覚

Ｋ式―全領域：発達年齢(　　　　)発達指数(　　　)　姿勢運動：発達年齢（　　　）発達指数（　　　）
認知適応：発達年齢(　　　　)発達指数(　　　)　言語社会：発達年齢(　　　)発達指数(　　　)

実施日（　　　年　　月　　日）

④行動の特徴(注意力・衝動性・落ち着きのなさ・虚言・自傷…

□どのような状況で、どんな行動が出る？
□職員介入前後の変化
（どう介入すると収束する？　助長してしまうことは？）

※ どのように形成されてきたのかを考えるヒントになる

⑤暴力につ…

入院までの暴力：　有□　　無□

・暴力の対象者・場所被害の程度・頻度：

（

入院後の暴力：　有□　　無□

・暴力の対象児・対象者：（

※ この項目では、本人による暴力をチェックしているが、家庭内（他の家族によるもの）での暴力の有無についても確認できると良い

・暴力の種類・被害の程度・頻度・発生時間・場所：

（　　　　　　　　　　　　　　　　　　　　　　　　　　）

・暴力のパターン（先行する出来事・前兆や誘因、注意すべきサイン）：

例　不満感の高まり、要求が通らない、不安の増大

（　　　　　　　　　　　　　　　　　　　　　　　　　　）

・武器の使用：　有□　無□　・突発性：　有□　無□　・精神症状：　易刺激性□　混乱□　興奮□

乱暴さ□　衝動性□　多動□　・対人ﾄﾗﾌﾞﾙ：　多い□　少ない□　・暴力で問題解決する傾向：　有□　無□

・虐待体験：　有□　無□　・治療への協力意志：　有□　無□

暴力アセスメント

・暴力のリスク　高い□　時々あり□　低い□

効果的な介入方法（関わりのコツ、不穏時薬の使用、暴力を止めた方法）

例　空間や視覚的構造化、日課・手順を一定にする、見通しをもたせる、褒める関わりをもつ、クールダウン

暴力時の対応や暴力の対象児・対象者への対処方法

この視点が大事

⑥精神症状(有無・内容・前後の様子・対応方法と有効か、無効かなど具体的に記入)

⑦こだわり・くせ

□アナムネの中で、保護者から聴取されているもの
□入院してから、実際に観察されたもの

⑧対人関係（他児との関わり方…

□コミュニケーションの質・量・方向性　□1 対 1 の場合、相手が複数の場合
□対子ども（同年代、年下・年上）、対大人

⑨家族構成・様子(父母、祖父母、同胞との関係・子育ての状況・疾患の理解度・協力度など記入)

家族支援状況(地域)

□保育所・幼稚園、学校での支援
□福祉サービス、医療機関、相談機関の利用

⑩まとめ(主訴の発生頻度・発生状況・対象者・対応で有効なもの、無効なものなどを含む)

考えられる目標と指導内容

□病棟（日課、余暇、生活スキル）、分校、療育活動
□本人にどこまで力を付けるか？
□どんな支援が必要か（どこまで埋めるか）？

<今後の…

保護者の同意：

面会：

外泊：

電話：

開放度：

※ 退院までにできるようにさせたいこと、そのために何に・どう取り組ませていくかを具体化する
※ 家庭・地域に戻った時のことをイメージしながら

＊この他に、本児に必要な観察を実施して下さい。症状別のチェックリストを使用している人は、その結果を第１回のアセスメント時に提出して下さい。

2. 病棟カンファレンスで維持され、発展していく治療

子どもの入院治療でこそ求められる病棟カンファレンスの重要性

児童思春期精神科病棟で行っている治療は、それ自体が子どもの成育を拠り所としている面もある。そのため、子どもが成育してくることを待つ姿勢も求められ、治療には長期的視点が必要となる。

それは、木の剪定を丁寧に行うのと同様に、あらぬ方向に伸びようとしている枝を払い、適切な芽や枝葉がより良く成長していけるよう、環境を整えることにも似ている。かといって、生活環境を整え漫然と見守るばかりでは、治療として十分な効果が得られることはない。課題や問題点を明確にし、ある程度の予測を持ちながら計画的·積極的に子どもに関与していくことが必要となる。

治療が長期間に及ぶこともあり、そのような場合には定期的に治療を振り返って治療目標を確認して明確化することを、何度も行うことが求められる。そこで、毎月病棟で実施しているケースカンファレンスの役割が重要となってくる。

ケースカンファレンスは、入院しているすべての子どもについて、毎月少なくとも一度行っている。参加者は、その子に関わっている全職員であり、日々の病棟生活で関わる職員・併設された学校教諭をはじめ、医療・保育・福祉・教育といったさまざまな背景を持った多職種、多数の職員で構成されている。各々が関わる場面について、異なる視点から評価した情報や、多様で多側面からの意見が持ち寄られる。

看護師からは病棟における日常生活の様子、主に保育士が務める療育担当者からは病棟で行われる療育活動での様子、教諭からは特別支援学校での様子、ケースワーカーからは家族の状況、退院後受け入れ先となる学校や福祉機関など地域の情報が報告される。その時点での子どもに関するあらゆることが、議題として取り上げられる。

子どもによっては、病棟と学校で見せる姿が大きく異なることもある。そういった際、教諭からは、「どうも病棟でのトラブルを引きずっているようで」と報告されることもある（立場が逆になることもしばしばある）。しかし、その背景には、発達特性に由来する、新規場面・課題の苦手や見通しが乏しい場面で

の不安などがあり、当の子どもから病棟職員へは、学校での普段と異なる特別授業について不安があると語られていたりする。

また、療育活動や学校では、病棟の枠を超えて他者と接する機会があり、職員が気づかないうちに、他病棟の子どもと恋愛感情を含んだ対人関係の問題に発展していることもある（病棟での恋愛について、子どもには「あらゆる感情を抱くことは自然なことだが、互いの治療に影響を与えないことが原則」だと指導している）。

一見、些末と思われる情報や、相互の対応について批判的な意見が、カンファレンスで報告されることもある。しかし、子どもに関わるスタッフが一堂に会して確認すると、そのことがきっかけで、気づかれていなかった子どもの課題を整理する機会になることも多い。

そのため、主治医には、子どもの診察や家族との面談で得た情報を伝えるだけでなく、カンファレンスで報告された情報や議論されたことから、その子の現状について的確に見立てを行うことが求められる。そのうえで、入院時アセスメントや前月に行ったカンファレンスを基に、計画し実施された具体的な治療の評価を行い、さらに、次の治療プランを検討して立案していくことになる。

事例　あずみ　小学校６年生　女児

あずみは、両親と弟の４人で暮らしていた。弟には重度の知的障害があり、母親は常に弟の対応で疲弊し、就学した頃からあずみは家事を担うようになっていった。

小学校４年生のとき、学校で些細なことをきっかけに友達関係で躓き、同年代の集団からは距離をとるようになった。この悩みを誰にも話すことができず一人で抱え込んだままで、帰宅後は家事の一切を一人で取り仕切っていた。元来、物静かではあったものの、芯の強さを感じさせてきたあずみだったが、学校へ向かう足取りが重くなり徐々に登校が困難となってきた。家庭でもふさぎ込み、食事もろくにとらなくなっていった。そうした状態で、当院を初診し、その後入院となった。

父親は家庭のことには関与せず、入院の手続きの際には現れたものの、ほとんど話すことはなかった。母親も過度に遠慮がちで他者を頼ることができず、弟についての不憫さを語るとともに、その対応を一手に背負っていた。

そのため、あずみへの対応は後回しとなっており、登校できなくなるまで娘の変化に気づくことはなかった。

入院後、丁寧な生活支援を受けることで、あずみは比較的速やかに活気を取り戻していった。ただ、当初は、職員から「子ども」として扱われることに戸惑いを示し、余暇時間に他児らが集って遊んでいても、所在なさ気に様子を眺めているだけだった。

担当職員は大人との個別遊びから始め、病棟や分校での同年代集団での活動時には、大人が見守り支援することで参加を促した。

色々な体験を積むなかであずみの状態も安定し、今後、退院を目指し、長期外泊中に地元小学校への通学を試験的に行うことが検討された。カンファレンスでは、病棟や分校での様子について、担当職員や担任から説明があった。入院生活場面では、活気を取り戻していったあずみだったものの、地元に戻る際、学習空白についての不安や困ったときにはたして相談できる大人がいるのかという不安、家庭での家事は誰が担うのかなど、具体的な課題について検討を行った。

入院中には、担当職員だけでなく、ベテランのケースマネジャーが母親の子育て相談を引き受け、支援を行っていた。そこでは、あずみの退院に向けて、弟に対する地域支援の積極的活用が必要なことも話題として上がり、母親もようやく支援を受け入れる心の準備が整いつつあった。そこで退院後に母親を中心に家庭支援を導入するために、ケースワーカーを通じて地域の子育て支援担当者と連携を図り、徐々に対応の移行を図ることになった。

地元復帰にあたっては、地元の学校教諭へ学習の進捗状況だけでなく、対人面や集団場面であずみが抱きやすい不安について、丁寧な情報提供を分校教諭から行った。また、試験的な通学前には、担任になる予定の教諭と分校で事前に顔合わせを行い、あずみの不安を少しでも軽減できるよう準備を進めることになった。

病棟では、担当職員を中心に、入院治療を通じてあずみが取り組んできた課題について整理して振り返っていくこと、また家庭支援や地元の支援が導入されることを伝え、家庭復帰後も入院以前のように家事を担う必要がないこと、あずみが再びふさぎ込んでしまわないよう留意するのが大切になるということなどが確認された。もし、実際に困難な状況に陥ったときには、相談できる場所や、一人でできる休養の手順などについて具体的に確認をしていくことにした。

翌月、カンファレンスを基に治療と調整を進め、その後、地元機関を交えて関係者会議を実施し、長期外泊中の試験的な地元校への通学を進めていった。

ケースカンファレンスの効用と確認すべき注意点

カンファレンスシートは別紙（表3）のように統一されており、作成者が治療の焦点と意図を明確に認識できるよう工夫している。入院時アセスメントと同様に、ここでも重要となるのは、常に子どもに関わり働きかけながら観察し評価していく姿勢である。

子どもに直接関わる職員には、自分たちが、今何に焦点を当てて治療をしているのか、互いに認識を共有することが必要となる。そのうえで、子どもが理解しやすいように工夫して、治療目的を明確に伝えて働きかけていく。その結果、子どもに生じる小さな変化も見逃さずに丁寧に評価し、その内容を言葉で他者に伝達していく（職員同士のこともあれば、子ども自身に伝えることもある）ことが求められる。

カンファレンスシートを記載する際も、前節で述べた入院時アセスメントシート同様、担当者以外に複数名で確認する体制をとることで、治療における互いの着眼点を確認できるだけではなく、職員間における連携の円滑化、治療技法の継承と均質化にもつながっていく。

ケースカンファレンスで検討されたことを基に、その後概ね1か月間の治療が行われる。立案にあたっては、入院時主訴との整合性や入院治療継続の必要性についても、常に念頭に置きながら行っていく。

ところが、病棟は交代勤務で運営されているため、すべての職員がカンファレンスに参加できるわけではない。発達特性に由来する対人関係の苦手さやアタッチメント形成に重い課題が見られる子どもではどの職員とも同じように関係構築ができているとは限らない。そのため、職員によって見せる姿が異なっていることも珍しくない。こうした場合、カンファレンス参加の有無によって対応に温度差が生じ、時には、日々の申し送りで治療の意図が誤って解釈され、現場の対応に反映されてしまうこともある。

スタッフ一人ひとりの意見は尊重されるべきではあるものの、治療としての一貫性は必要であり、余程のことがない限り、ケースカンファレンスで決定し

表3　カンファレンスシート

ケースカンファレンス資料

氏名	あずみ（小6）	主治医	佐藤	担当	鈴木	療育担当	大里	CM	城山

診断名	気分障害（うつ病）	現在の 処方内容	①　セルトラリン（25）2T 分1夕食後 ②　クエチアピン（25）1T 分1眠前
入院目的	＃1．抑うつ状態の改善 ＃2．無理のない学校登校の再開		
ケースまとめ （するべき事柄）	①　病棟・学校での体験の支持 ②　退院後の生活について不安を抽出 ③　CM中心に母を支え、具体的な地域支援を検討	検査	WISC−Ⅳ：95 生理学的検査：特記なし

月日		ケースまとめの情報 （前回ケースで決まったするべき事柄）	実施した結果と観察された行動	アセスメント（要因分析）	治療計画
	①	● 病棟・学校活動の参加は良好。ただし、自信のない発言が多く、他児との関わりは少ない。 ● 何気ない取り組みを評価。 ● 「良いこと集め」の実施	● 大人の見守りがあれば、余暇場面に他児と遊ぶ姿も。 ● 「良いこと集め」には嬉しそうに応じる。 ● ただ、どことなくぎこちなさがあり、年少児を気遣う姿がある。	● 徐々に自己評価の向上がうかがわれるが、依然、大人の見守りは必要。 ● 年少児への過度な気遣いは、家庭で弟に接していた名残？	● 良いこと集めを中心に、ほめる関わりの継続。 ● 大人の見守りを継続し、あずみから援助を求められるよう働きかける。
	②	● 就床前の関わりの時間に、病棟・学校での過ごし方を振り返る。 ● 地元復帰への思いを確認する。	● 日中は活気もあるが、就床前には不安な様子も見られる。 ● 地元復帰に当たっては、学習空白・地元に相談できる大人が居るか、家事の不安を表出。	● 入院生活が安定し、徐々に退院後の生活を想定。 ● 家庭や原籍校での生活において、具体的な不安が表出されている。	● 関係者会議を実施。地域復帰に当たっての具体的な対応を検討する。 ● 決定事項は、より具体的にあずみに伝えていく。
	③	● CMによる母面談を実施。 ● 退院後の地域支援について具体的内容を伝え、家族の要望を核にする。	● 母親は子育てを一人で背負いこみ疲弊していたことを流涙しながら吐露。 ● 地域支援について、具体的な情報提供を実施。 ● 母は、放課後DSを中心とした支援を希望。	● 母親が、相談できる窓口が明確でなく、援助を求めることができない。 ● 福祉サービスの情報伝達不足。 ● 母親自身に、プランニングの課題も？	● CMが一緒に、地域支援者への直接的に顔つなぎを行う。 ● CM中心にサービス導入後の、家事などの具体的組み立てを検討する。
	共有事項	● 病棟のクリスマス会では、小学生の代表として司会を担当。職員と一緒に作った台本を見ながらであったが、堂々と司会をする姿が見られた。また、中学生女児と共に行ったダンス発表では、疲労からか練習を何度か休むこともあったものの、当日発表は笑顔で参加できた。子どもらしい表情が印象的。 ● CMとの面談を重ねる中で、母親の表情も和らいだ印象。ただ、父親の協力は得にくい状態が続いている。主治医面談時に同席を依頼しているが、多忙を理由に欠席が続いている。 ● 原籍校の行事予定：2/25 に六年生送る会。3/19 日に卒業式。卒業に向けては、卒業文集・卒業制作の依頼が来ている。⇒　支援学校で対応は可能（情報共有済み）。 ● 母親支援の窓口は、市子ども支援課山本氏が担当。1/30 には母親と市役所で顔合わせの予定。			

検討事項	■今後の方向性 ● 1月中に関係者会議を実施し、2月よりテスト通学を開始。 ● 関係者会議では、原籍校への対応の引き継ぎ、弟に対する具体的地域福祉サービスの検討を行う。 ● 学校における、引き継ぎ資料の作成や支援グッズの整理を行っていく。 ● あずみについては、引き続き普段の取り組みを評価しほめる関わりを。また、退院後の生活について表出されている具体的な不安については、一つひとつ整理し紙面に記載。実際のテスト通学中に持参し、対応の確認を行っていく。 ● 父親への働きかけも、引き続いて行っていく。 ● その他…

た治療方針に沿った対応を行うことが重要となる。実際に行った対応に修正が必要な場合には、翌月のカンファレンスで課題を抽出して評価し、より良い治療につなげていく。また、何らかの事情で、子どもの状態に急激な変化が見られる際には、定例のカンファレンスを待たずに臨時に開催し、治療方針の見直しを行っていく。

入院治療の方向性を見直す

入院期間が長くなってくると、どうしても治療の方向性について見直しが必要となってくることもある。

入院後しばらくして、主訴だった暴言・暴力が軽減した子どもが、両親との面会をするたびに不穏となることを繰り返し、徐々に面会自体を渋るようになっていった。担当職員がよくよく聞いてみると、家庭では父親からの暴力やDVが日常的に行われてきたことが語られ、退院後家庭復帰することに非常に強い不安を持っていることを吐露した。

強い対人不安から不登校になっていた子どもが、入院後一時的な回復を示した後、明らかな幻覚・妄想状態を呈して保護室を用いた厳密な行動制限が長期間必要となることもある。

これほど劇的でなくても、子どもが入院したことで比較的短期間に両親が離婚して引っ越してしまうなど、家族内の関係性や退院後の生活環境に変化が生じることは珍しくない。

そうなると、治療目標の再考が迫られ、治療の方向性や内容も柔軟に変更していくことが求められる。長期的な展望を確認しつつ、治療の焦点をその都度明確にし、治療者間での対応統一を図っていくことが重要となる。

ケースカンファレンスにより醸成され発展する病棟治療

ケースカンファレンスは、入院治療を進めるうえでの「要」であり、病棟事情が如実に表れる場でもある。

病棟が困難なケースや局面を抱えているときには、担当者だけでなく周囲の職員も打ちひしがれた思いでカンファレンスに参加してくる。長期間にわたり入院治療を実施した子どもの成育を評価して退院を検討する際、職員は不安を抱きつつも前向きな思いでカンファレンスの場へやってくる。各職員が入院治療で積極的に子どもに関与しているときには、カンファレンスで活発な意見が語られ、より自由な雰囲気のなかで議論が展開していく。

子どもがわれわれに見せる姿は、親や時には祖父母に近いベテラン職員に見せる姿が年齢の比較的近い若手職員に見せる姿、診察・学校・心理療法の場面で見せる姿、それぞれ異なっていても不思議ではない。治療が行き詰まった際、新入職員の余暇時間での何気ないやりとりから子どもの思いが垣間見え、治療の突破口になることもある。ケースカンファレンスでは、参加者相互の立場や専門性を尊重しつつ、年齢や経験に捉われずにすべての職員が自由に発言できる環境を作っていくことが重要になる。

ケースカンファレンスにおける医師の役割は、ケースマネジャーと共に治療全体の進捗を管理し、今後の方向性を明確に示していくことにある。しかし、医師が子どもに直接関わることのできる時間は、病棟職員や分校教諭と比較するときわめて短い。診察場面という特殊な環境で情報を得ることはあっても、本来であればケースカンファレンスでの医師の発言は、その子の実情を的確に捉えたものとは必ずしも言えない。医師や一部のベテラン職員だけが見立てや方向性を一方的に伝えるようでは、現状を評価して今後の治療方針を決定するカンファレンスとして、本来求められる機能を果たしているとは言えない。子どもが生活をしている現場にいる職員こそが、健康的な側面も含め、最も身近に子どもを捉えている存在である。医師やベテラン職員に求められる役割は、緊張感は保ちつつも、誰もが自由闊達に議論に参加できるカンファレンスの雰囲気を作ることや、さまざまな方向から子どもを見る視点を提供することである。

子どもが成長していく姿を間近に感じられたときこそ、治療者は大きな達成感と充実感を得ることができる。

職員一人ひとりが、自らの対応の意味を考え、子どもの成育にどのように寄与していくのかについて認識し実感できることが重要であり、入院治療の醍醐味でもある。病棟ケースカンファレンスを活性化すれば、有意義で円滑な職員間連携につながっていき、職員一人ひとりの自信と意欲向上を促進し、子どもの治療がより充実していくことにつながると考えている。

第２節　入院治療で提供される枠組み

1. 病棟生活の提示

初めての出会いの大切さ

入院を告げられた後、子どもはどれほど大きな不安を抱えて病棟へやってくるのか。

これまで長く親しんできた生活の場から離れ、どのような場所で生活するのか、どんな人たちがいるのか、本当に安心して生活できるのか、今までのように遊べるのかなどの不安を抱え、ほとんどの子どもは心配でならない。

外来主治医は別として、病棟生活について説明する職員は、子どもが病棟に入って初めて関わる大人となる。居室や病棟内の案内、日課や病棟生活における約束の説明を聞き、荷物を職員と一緒に整理しながら、これから始まる入院生活の準備を進めていく。

何気ないこのやりとりが、子どもにとっては、大きな意味を持っているようである。後で尋ねてみると、そのときに何をしたかについて覚えている子は少ない。ところが、どの職員が対応し、どのような声をかけ、どう接してくれたのかなど、そのときに感じていたことを覚えている子は意外なほど多いものである。退院直前になって当時を思い出し、振り返りながら話してくれることも少なくはない。

子どもの話を聞いていると、彼らが外来診察室で入院の告知を受け、職員に寄り添われながら病棟に移動する、まさにその時点から入院治療は始まっているのだとあらためて気づかされる。このとき、生活に直接関わる職員があらためて入院に至った経緯について触れ、入院を決断した子どもや家族の思いを知り、労い、丁寧に関わっていく姿勢が大切だと教えられる。

病棟で生活すること、それ自体が治療につながる

基本的な病棟生活を安定して始めさせることは、その後行っていく入院治療を円滑に進めるための基盤となる。

入院してくる子どもがそれまで経験してきた生活を見てみると、規則正しい

ものとはほど遠く、安心・安全が十分に保障されていなかったことも多い。なかには、衣・食・住すらままならなかった子もおり、よくぞ今日まで生き抜いてきたものだと感心させられる子もいる。また、発達に強い特性やアンバランスが認められる子どもの中には、家庭という小さな社会のなかでさえ適切に他者（たとえ母親だったとしても）を認識できていなかった者もいる。それに、他者を過剰に気にしすぎる子、あるいは全く気にしない子（なかには大人からの虐待を受けてきた子どもが含まれている）には、何かしら認知の歪みが形成されてきていると考えた方がよい。

そうした子どもの集団に対して、医療の枠組みを用いて一人ひとりに合った治療を提供していける場所が病棟である。ただ、一般的に言われているように、医療が保護的な空間を提供できたとしても、子どもが集団生活を余儀なくされることに変わりはない。治療に取り組んでいる子どもにとっては、他の子たちと一緒に生活できるようになっていくことそのものが、地域社会に戻ったとき、適応的な振る舞いができるようになっていくことにつながる。すなわち、病棟での生活自体が治療であり、健康的な成長につながっていくものだと考えてよい。そのため、子どもが病棟生活に入っていくときに、少しでも負担を感じなくてすむよう、生活のルールや約束などを分かりやすく丁寧に提示していくことがきわめて重要になってくる。

実際の病棟生活から

朝の起床から登校までを例に、病棟の子どもの日常生活の流れ、職員の対応について順を追って見てみよう。

起床の声掛けをするとき、渋る子どもに対して職員は辛抱強くなだめたり、不安な思いに寄り添いつつ背中を押したりする。

食堂を見ると、眠そうにしている子もいれば、朝から活気を持て余して他児へ過干渉となる子もいる。ほんの些細なことから機嫌を損ねてトラブルを起こす子もいるなかで、職員は、そうした子どもたちの間に入ってなだめ諭しつつ、他の子の偏食や食事マナーに対する助言や指導（実際、重度知的障害を伴う子どもには１対１の食事介助が必要となることも多い）を行う。

その後は、服薬、歯磨き指導、排泄誘導、登校前には服装や頭髪の乱れなど身だしなみにも注意を払い、声掛けをする。この間、子どもは、自室で登校準備をしているが、当然のことながらわずかな時間があれば、遊び始めてしまう。そこから、学校へ行くわけだが、この切り替えにひと苦労といったやりとりが日常的に見られる。

入院以前、ほとんどの子どもは学校場面において何かしら課題を抱えており、登校に前向きな子は残念ながらそう多くはない。なんとか登校できたとしても、玄関は短時間に多くの子どもが通るため、食堂同様に些細なことでトラブルに発展することも多い。

子どもたちは、玄関を通り併設された特別支援学校へと向かう。当院では、同じ敷地内と言っても、一旦は靴を履き替え、空の見える中庭を通って学校へ登校する。わずか50m足らずの通学路だが、生活と教育の場を分ける工夫が施されている。

次に、実際に子どもたちに提示されている小冊子「生活のやくそく」から抜粋し、起床から登校までの日課について見てみよう。

6：40　起床：起きてパジャマから服に着替えましょう。布団をたたみましょう。

7：10　朝食：7時40分までに食べ終わりましょう。早く食べ終わっても決められた時間までは座って待ちましょう。

7：40　洗面・歯磨き：職員と一緒に洗面所へ行きましょう。洗面・歯磨き後は自分の部屋で過ごしましょう。（土日・祝祭日は整理整頓等を終えたらテレビは見られます）

8：00　登校の準備：制服、体操服に着替え、靴下をはきましょう。部屋の整理整頓をしましょう。

8：25　学習室に行きましょう。

8：30　登校：単独許可のない人は職員と一緒に登校しましょう。（登校しない人は、9時15分まで自分の部屋で過ごしましょう）

9：30　まだ、学校に行っていない人は、決められた活動をしましょう。

これらの日課は、子どもたち一人ひとりの治療の進捗状況や行われている個別プログラム（心理療法・個別活動・登校時間など）に応じて変更しながら提供している。とはいえ、子どもにとっては、非常に細かいし息苦しいと感じられるのではないか。

一日の生活の流れに加え、子どもと職員が共通して持っている「生活のやくそく」には、服装や身だしなみの約束、余暇時間の過ごし方、小遣い、ゲームや音楽プレーヤーの扱い、外出や外泊時の約束など、多岐にわたって記載され、提示されている。

大人の視点に立てば、入院しているすべての子どもが互いに安心して集団生活を行うために最低限必要だと考えられるものなのだろう。しかし、あらためて明文化された日課や約束を見てみると、ここまで細かく規定する必要があるのか、とやはり考えさせられる。

子どもにとって、当たり前の生活とは？

ところが、ごく当たり前と思われるような決まりでも治療の現場では乱されることもある。過去には、児童相談所によって保護された小学校低学年の子が、金髪のまま入院してきたこともある（自らの意思でないことは明白だった）。治療が急を要したため、保護者に入院生活での約束について理解を得られないまま入院となった。当の本人は気に留める様子もなかったが、他の入院児からは好奇の目を向けられ、非難の対象となった。このときも、職員は子どもが安心して病棟で暮らせるよう丁寧に関わり支援していった。また、児童相談所職員と共に、その子が安心して生活し、他児らとの遊びを楽しめるようになっていることを家族に粘り強く伝え、集団生活の約束について理解を得ながら黒髪に戻した。

他にも、年齢不相応に華美で露出が多かったり、すでにぼろぼろになり丈も合わなくなった衣類しか持っていない子や身に着けられない子、どうしても装飾品が外せない子もいる。そういった際、職員は、子どもたち一人ひとりの思いに耳を傾け事情を汲み取りながら、病棟での集団生活に適した身だしなみについて伝え導いていく。時には、一緒になってファッション雑誌や広告を見ながら、年齢相応の振る舞いとはどのようなものなのか話し合う。必要なときは、養育者にも理解を得て、職員と子どもで衣類の購入に出かけることもある。

傍若無人に振る舞って欲しい物は何でも家族に購入させてきた子（また、好きなだけ与えられてきた子）、長年、自宅にこもり自分では買い物をしたことがない子などに対しては、月々の小遣いを上手くやりくりさせるだけでなく、金銭の概念を説明し、買い物のマナーを伝えていくことも求められる。中学生でも、電車やバスなどの公共交通機関を利用したことがないという子は珍しくない（自動車での生活が一般的な地方都市ならではかもしれないが）。ごく当たり前だと思っている地域における日常生活のルールも含め、一つひとつ確認することも求められる。

日課や約束は、誰のために作られているのか？

日課や生活の約束は、子どもに提示するだけでなく、対応する大人の覚書きとしての役割もある。

入院治療を受けているすべての子どもに、どのように成育してほしいと考えているのか、職員同士でその姿を共有できていれば、おのずと対応も統一されるはずである。本来、約束の細部については、大人が子どもたち一人ひとりと向き合いながら確認し、そのときの状態に応じて決定していくのが自然だろう。

子どもによって日課や約束が異なる部分があることも、多少はやむを得ない。そこで、他の子どもから職員に質問があったときに、なぜ人によって日課や約束が異なっているのかを治療としての意図も含めて適切に説明できれば、ほとんどの場合納得してくれる。しかし、言うは易しで、実際には粘り強く丁寧に対応して説明することが求められる。そのため、子どもと職員が明文化された大まかな日課や約束事を用いて、その意図を共有して確認できることが必要となってくる。

日課や約束は、子どもだけでなく対応する大人のために作られているものでもあることを念頭に置くべきである。しかし、あくまで中心は子どもであり、病棟運営者側の管理的意味合いが強くなってしまうことは厳に慎まなければならない。

日課や約束を設定することから、あらためて大人の責務を考える

一方で、日課や病棟における規約について、個人の権利を最大限尊重するという観点から、他者の権利を脅かさない限りは、生活のすべてを子どもの自己判断に委ねるという考えを示す人もいる。

子どもは、退院後、地域社会に戻っていく。地域生活を維持するためには、ほとんどの場合、何かしら社会との交流を保ち、集団へ参加していくことが必要になる。そこでは、最低限の秩序（暗黙のルールを含む）を守ることが求められる。「病棟生活では安定して適応できていたのに」「入院中は良い子だったのに」では、十分治療できたとは言えない。病棟のなかで日課や約束を守り集団生活を行い、トラブルや困難な場面に遭遇したときには、大人の助けを受けながら対処して獲得したスキルを基に、地域での生活が少しでも改善する力を培うことが求められる。

しつけについて、清水將之は次のように述べている。

> 子どもへのしつけは、その時代、その地域文化に裏付けられた、きわめて文化関連的な育児様式である。地域社会に連綿と継承されてきた文化・伝統・日常生活習慣をこれから生育していく子どもがその地域（文化圏）で普通に生きていけるようにする文化伝達儀式と言える。（中略）養育者が子どもに対して行う行為がしつけの範囲内と評定できるためには、以下の要件を備える必要がある。子どもが丸ごと肯定されていること、いずれは子どもが納得し得るようになること、親の都合に由来するものではないこと、その生活文化圏で共有される枠組みを逸脱していないこと、子どもと接する態度に連続性と一貫性が保たれていること。（中略）幼児は奔放で、自分の欲求するままに言動を拡大しようとする。そこへ社会の規約を枠づけしようと働きかけるのだから、しつけは大部分が「抑圧教育」的となる。しつける側に慈しみと温かさと一貫性が維持され、子どもが年齢相応に理解するようになってゆかねばならない。この理解・納得がゆかなければ、「抑圧」は卑屈を生むことになる（清水將之『子どものメンタルヘルス事典』〔日評ベーシック・シリーズ〕、日本評論社、2014年、93頁）。

われわれ治療者は、病棟の場で、児童・思春期年代の子どもたちと日々向き

合っている。就学直後の子と中学卒業を目前に控えた子が同じ日課や約束のもとで生活していることは疑問であり、検討の余地がある。しかし、たとえ他者の権利を侵害していないからといって、子どもの自己判断にすべてを委ねるということは、ある一定期間、成育を預かる大人として、その責任を放棄したことになるのではないか。日課や約束によって子どもが将来どのような利益を獲得するのか、それを子ども自身に納得させつつ、しつけを行うといった視点は大人の責務として求められると考えている。

当院で作成している「生活のやくそく」は、毎年、年度当初に見直しと更新が行われている。記載されている個々の約束について、大人が子どもにその必要性を説明できなくなってきたとき、時代のニーズにそぐわないと思われるときは、約束自体を柔軟に見直すことが求められる。子どもの意見に常に耳を傾け、そのうえで、大人も必要性を吟味する時間を持ち、そのことを説明するといったやりとりが大切なのである。

最後に、病棟生活における日課や約束は守らせようとするのではなく、寄り添うなかで、子どもが自然と日課に沿った生活を送り約束を守れるよう導いていくことが重要だと考えている。

一見、子どもが日課や約束を守れていないように見えるとき、それは、子どもが抱える課題や困難が明らかとなり、助けを求めている場面だと捉えることができる。それゆえ治療者には、そこから次の支援や治療につなげていくヒントを探る姿勢が常に必要となってくる。そのうえで、子どもが適切に支援され助けられたと実感し、大人との安心できる関係を構築できるよう病棟生活が計画的に形作られることが大切である。

2. さまざまな治療の枠組み

さまざまな枠組みとは

入院治療を行うとき、われわれ治療者は、さまざまな枠組みを活用している。先に述べた入院治療管理システムや病棟生活の日課、「生活のやくそく」といったものも、その一つである。病棟や居室といった建物の構造から、治療の進捗に応じて段階的に実施する面会や外泊、閉鎖処遇での治療や保護室を用いるいわゆる行動制限、学校教育の保障、発達支援へつながっていく治療活動など、それらすべてが治療の枠組みの一部分と言える。

各々の施設や病棟において、何ら取り決めもない無秩序な状態では治療は成り立たないし、逆にすべてが主治医個人の判断に委ねられるとすれば、チームとして治療を提供できず病棟の機能低下は避けられない。多職種が最大限治療につながる力を発揮するには、治療者も守る枠組みが必要となるし、それは治療を受ける子どもや家族の利益へとなっていく。

次に入院治療で見られるさまざまな枠組みについて考えてみたい。

診療に関すること

①医師診察のあり方

子どもが見せる姿は、対応する人の職種、年齢、性別、個性によって変化する。また、同じ人が対応していても、場面によって子どもが見せてくれる反応は変化する。治療者は、できる限り多くの情報を集めて治療を組み立てていく。たとえ同じ医師が関わったとしても、病棟で何気ない雑談をし、遊びを通じて関わる場面と、診察室で面接する場面とでは、子どもが示す姿は異なってくる。

言語表出が苦手な子、不安や緊張が強い子の場合は、何気ない病棟でのやりとりを活用して診察に代えることもあるし、そうした子どもでも、時間をかけ診察室で向き合うことが必要なときもある。入院治療が大きな分岐を迎えているときや、間もなく退院を控えて地域での生活を想定するときなどには、あえて外来の診察室を用いて治療の区切りを作っていく工夫もする。診察する場を変えただけで、いつもは表出の苦手さからおどけたり、暴言交じりに話したりしていた子が、自身の思いをなんとか伝えようと、たどたどしいながらも懸命に話してくれることに驚かされることもある。

いずれにせよ診察は、子どもが病棟生活の体験を通じて日々感じた思いや、地域から分離したことで見つめ直した思いを整理する役割がある。そのため、診察間隔は、ある程度事前に決めて提示し、継続して行う方がよい。たとえ短時間でも、言語的コミュニケーションが困難な子どもだとしても、案外、子どもはその時間を待っており、次の診察までに話す内容を考えてくれていると感じさせられる。

また、診察は、治療経過を客観的に振り返り、治療の方向性について話し共有する場でもある。子どもが治療に取り組んで達成できるようになったことを互いに喜び合えることもあれば、彼らの意に反することを伝えなければならないこともある。不安や不満に憤って怒りを露わにする子もおり、その際は子どもの思いを受け止め、次につながるよう支持していくことが必要となる。

子どもがひとしきり自らの思いを診察で表出し、診察時間内にある程度納得してから生活空間へ戻っていくことが理想である。しかし、それは容易なことではなく、まだまだ気持ちが落ち着かない状態で生活空間に戻ることも多い。その後は、病棟職員へ彼らのフォローを依頼することになるわけだが、多くの場合、生活を支援する職員がそばに寄り添ってくれることで、子どもは落ち着きを取り戻していく。そうした姿を見ていても、子どもにとって診察場面は生活の場とは切り離されていると感じさせられる。また、治療の枠組みとしても切り離しておくことが必要であり、子どもと職員、お互いを守ることにつながっている。

ときに、生活場面で溢れ出てしまう思いには、被虐待体験や入院までに積み重ねてきた失敗体験なども含まれる。他の入院児と共有してよいものもあれば、より繊細で話している当の本人ですら、依然として混乱して整理できておらず、秘めたままにしておいた方がよいと推察される思いもある。そうした場合、主治医や担当職員、病棟責任者など、どのような場面で誰に話せばよいかを具体的に伝えておくことも必要となる。その際、子どもだったとしても、診察室内で話される内容については、守秘義務が生じていること、本人の不利益とならないよう細心の注意が払われていることを伝えておかなければならない。

②心理療法や作業療法などの個別療法

生活の場から厳密に離れ安定した環境のなかで、自身の内面を見つめ整理する必要があるとき、心理療法の導入を検討する。プレイセラピーや種々の投影法、トラウマ処理に関する治療など、子どもの年齢や発達段階、病状の評価などによって構造化して行っている。

また、発達障害特性がある子どもには、微細運動や粗大運動、巧緻機能に苦手さが見られる子も多い。そうした場合には、作業療法により機能の向上が見込まれる。身体的な機能向上がそのまま生活の質の向上につながり、自己評価の向上につながっていく。

ただ、どのような治療を選択するにしても、日々の入院生活において治療の成果が最大限生かされることが重要となる。われわれの病院では、心理士や作業療法士などの職員も、一定期間、看護師や保育士と共に病棟の一職員として勤務することを推奨している。子どもが、実際に病棟生活を送っているとき、どのような場面で困り、援助を必要としているのか、そのことが理解できていなければ、どんなに優れた治療だったとしても、その効果は十分なものにはならない。また、繰り返し述べてきたように、多職種の多角的視点が子どもの成長に与える影響は非常に大きく、有効に活用しなければならない。

遊びの枠組み――療育との相互作用

①「あそび」の枠組み

「あそび」は、子どもの心身の発達や社会性を身に付けるうえで欠かせない活動である。たとえ入院というさまざまな制約がある生活であっても、子どもが健やかに育っていくなかで不可欠な権利である。

入院治療を必要とする子どもは、発達特性やいわゆる二次障害、精神症状、不適切な養育環境で身に付けてきた課題など、それらの要因が複雑に絡み合い、家庭や学校などの地域社会で上手く遊べた体験を積むことができていない。むしろ、失敗体験や誤学習を重ねてきている者も少なくない。彼らの多くは、遊びたいが遊び方が分からない、自信が持てず自分からは集団に入っていけない、「どうせまた失敗する、トラブルになるだけ」と集団活動へ参加すること自体を敬遠してしまう。さらに、遊びたいがために過干渉となったり、こだわりやマイルール、自己流の被害的・他責的解釈から衝動的行動化に至ってしまい、集団からの孤立をより深める結果に陥ってしまう。入院治療の場は、そうした子どもが、遊びのスキルを適切に身に付け、自身の成長につなげていく場でもある。

入院治療における遊びも、余暇時間に子どもが集まってくると、本来自然に発生してくる。しかし、入院している子どもにとって、せっかく遊べた体験が、再び失敗体験を積み重ねるだけになってしまわないよう、大人が介入して手助けを行うことが欠かせない。大人が適切に介入し、一人遊びに始まり、二者関係での遊び、三者関係のなかで展開される遊び、小集団遊びへと段階的・計画的に遊びを子どもに提供していくことが求められている。

「あそび」の枠組みが上手く機能すれば、子どもの「うまく遊べて楽しかった」という成功体験や「もっとみんなと遊びたい」という集団参加への動機が生まれていく。そのことは、子どもたち一人ひとりが集団に適応していく力、対人関係を適切に保っていく力、自己肯定感や自己をコントロールする力を育んでいくことにつながっていく。子どもにとっては、上手く遊べるようになること自体が治療的な意味を持ち、あそびの枠組みは児童精神科入院治療の一つの柱になると考えている。

②「あそび」と療育

われわれの病院では「あそび直し」の機会を「療育」として提供している。われわれが提供する療育は入院治療の大きな柱となっている。不適応行動の出現しにくい構造化した環境を設定し、遊び活動を通じて子どもが社会参加に必要な対人関係スキルを体験できるよう、連続性のあるプログラムを提供している。

まずは、大人と１対１で行う活動から始めていく。地域では親子関係や園・学校担任との関係に相当する部分になる。生活場面で適切な支援を受け、助けられた体験を積んでいくなかで構築された職員との心地良い関係を基盤に、１対１での活動は展開していく。安心して退行できて甘えられるような遊び、感覚刺激を活用した遊び、運動、簡単な制作などを行っていく。その際、うれしい、楽しいだけでなく、上手くできず悔しかったけれども次も一緒にやってみたい、といった遊びのなかで感じた思いを子どもと共有できるように働きかけていく。このことは、いずれ子ども同士での集団遊びに参加していく動機につながっていく。

次に、病棟において小集団で行う療育活動についてである。地域では、きょうだい関係や同年代集団で体験している活動に相当する。病棟内で発達段階が近似する子どものグループ活動を通じ、「我慢すること」「ゆずること」「順番を待つこと」「ルールを守り勝ち負けを受け入れること」など、集団活動の基本的なルールを身に付けていく。このときも、大人が常に関与し、成功体験を積めるよう支援することが求められる。

その後､他病棟も交えて行う大集団による療育活動につなげていく。これは、地域では学校でのクラス行事や全校行事、異年齢児とも行うような活動に相当する。当院では、年に数回企画されるセンター全体での大集団活動になるが、それまでの経験を適切に積み重ねてきている子どもは、大人の支援のもと個々に目標を持って大集団活動に参加し、大きな達成感を得ることが可能となる。これらの体験が自信となって、余暇時間における遊びにも汎化し、必要なときには大人に支援を求めつつ集団で過ごせることが目標となる。

療育の実際については、後の章であらためて詳細に触れたい。

行動制限と家族との関わり

①行動範囲の拡大

児童精神科病棟で入院治療を導入する際、その多くは、精神保健福祉法に基づいて実施する(一部､児童福祉法に基づく委託や措置の形式をとる場合もあり得る)。入院治療の必要性は慎重に考慮を重ねて行っているものの､子どもにとっては、自らの意に反して入院となることも少なくない。ときに閉鎖空間での治療が必要となるなど、さまざまな行動制限が行われる。たとえ子どもが入院の必要性を十分理解し納得していたとしても、入院治療を行うこと自体、通常行ってきた地域の生活から考えると、何かしら行動上の制約がかかることになる。そのなかで、子どもの治療と安全を保障したうえで行動制限を緩和し、さまざまな体験を積めるよう行動範囲を拡大していけるか、工夫を重ねることが求められる。

入院当初、閉鎖処遇を受けて病棟内もしくは自室を中心に生活していた子どもも、徐々に病棟内外で行われる療育活動に参加し、分校へ登校していく。療育活動では屋内外での遊び、院外のコンビニエンスストア、スーパーや書店へ買い物に出かけ、学校教育の一環として校外学習に参加する（当院に併設されている特別支援学校は同一建物内にあり、治療に関しては共働で実施しているものの別組織である。そのため学校へ登校すること自体が院外での活動となる)。

集団活動を行うにあたり、すべての子どもに大人が１対１で付きっきりで対応することはできず、通常最低限の職員で多くの子どもを見守りながら、さまざまな活動を提供する。そのため、活動が安全に成立するには、子どもが自らその集団における規範を守り、職員が出す指示を受け入れるといった、子どもの協力も不可欠となる。また、退院後の生活を想定し、子どもによっては公共交通機関を利用して単独で外泊や買い物に出かけたりといった経験を積ませていく。そうなると、外出時の振る舞いすべてが子どもに委ねられることになる。

先に述べたように、入院までの間、電車やバスといった公共交通機関をほとんど利用したことがなく乗車券を買うことすらできない中学生や、買い物するときに自分で金を払った経験のない小学校高学年の子どもに出会うことは、それほど珍しくない。入院期間がある程度長期になっている場合には、子どもの年齢や能力に応じた生活技能を丁寧に教えて経験させていくことも必要となる。治療には直接関係しないようなことでも、入院期間に獲得した技能が退院後の地域生活の安定につながることは多く、欠かすことはできない関与の一つだとわれわれは考えている。

子どもに許可している行動範囲がどうしてその範囲なのか、その範囲内でどのような体験を積むことを期待して必要だと考えているのか、それらの体験が将来にどうつながっていくのか、その際どういった支援を提供できるのかについて、治療者には職員間で共有し子どもが理解できるよう伝えることが求められる。また、子どもには、行動範囲が拡大していくなかで、どのような規範が求められ、どのような責任を負うことになるのか、場面と状況に応じて共に考えられるよう関わることが大切である。

子どもの規範意識や道徳心は、良好な関係を構築してきた大人を裏切りたくないという意識から芽生え、そのことが自身の行動コントロールにつながる。すなわち、ここでも子どもと職員との１対１関係が安定して構築されることが前提となる。特定の大人との１対１関係構築すらきわめて不安定な状態であれば、たとえ閉鎖病棟内での治療であっても、安全な治療を保障することは困難となる。その場合、保護室を用いて、より厳密な行動制限を実施するなかで治療を進めることも考慮していく。治療の詳細については次節で触れたい。

②家族との面会・外出・外泊について

家族との面会・外出・外泊などは、いずれも治療の一部である。このことを、受け入れる側となる家族に理解してもらえるように働きかけることが重要となる。これが意外と困難な場合が多い。久々に会えるわが子であり、時々しか面会や外泊ができないとなると、家族は不憫に感じるのか、通常の生活では行ってこなかった特別なもてなしをしたりする。何か予定を埋めないと時間を持て余してしまう親もいる。しかし、退院後に継続できない対応を行っても治療としての効果はなく、むしろ退院して通常生活に戻ったときには、かえって問題を助長してしまう危険性すらある。家族には、そうした予測の下で留意点を伝えていく必要がある。

入院に至る経過で、子どもとその子を取り巻く環境は、何かしら破綻を来しており、家族自体にも改善が必要な課題があることも多い。また、入院までのやりとりで家族も傷つき、わが子ながらその子を育てていくことに自信を持てないと吐露する家族もいる。そうした家族では、親が子どもの言動に過剰に反応し、時に虐待につながる不適切な関わり方をしていたり、逆に子どもに生活すべての主導権を握られ家族がコントロールされていたりする。

入院治療を行うことは、悪循環に陥っている家族間相互の関係を一旦区切り、仕切り直す目的もある。そのため、われわれの病院では、入院後一定期間、面会・外出・外泊は原則禁止にして治療を始めることにしている。この時期、子どもにとっては、新しい環境や対人関係に馴染もうと努める期間となり、家族にとっては一息ついてこれまでの経過を冷静に見直す機会となる。一方、われわれ治療者にとっては、子どもとその家族を客観的に評価し直す時期となる。三者の準備がある程度整った状況で、初回面会を実施していくことが望まれる。

子どもが初回面会に臨む際の準備とは、病棟生活の流れを一通り把握し、療育活動や分校登校への参加も可能となっていることであり、入院して概ね1か月は経過している。余程のことがない限り、子どもが面会時に強い不安を示すことは少ないものの、家族は入院後の子どもの変化を目にすることなく面会に臨むことになる。そのため、家族が不安にならないよう、入院してからの子どもの様子や変化を伝え、面会前には、予測される子どもの反応やそのときにとるべき適切な対応について事前に伝えておくことが大切である。時には、面会のシナリオを作り、職員が同席することで、互いが入院以前のやりとりに陥らないよう配慮する。いずれにせよ、子どもや家族が、その後の面会や外出・外泊に向けて希望を見出せるよう、成功体験を積めることが重要となる。

面会を繰り返し行って子どもと家族の不安が軽減していくようであれば、その後は、徐々に外出・外泊へと移行していく。しかし、家族の不安が大きいときや対応が適切とは言えない場合などには、家族の思いを傾聴し、労い、いずれは子どもの治療について協力関係を築いていけるよう根気強く働きかけていく。状況によっては、別項で述べる親子支援プログラムを実施し、治療者も参入して家族関係の再構築を図るよう働きかけていくことも必要となる。

また、外泊するときは、子どもと家族双方に「外泊は病棟の生活で行えていることを、家庭でも実践できるのかを確かめる機会である」ことを事前に確認しておく。退院後の生活を想定した働きかけが常に必要となる。

なお、入院前に虐待などの不適切な養育を受けてきた子どもでは、家族に会うことに強い不安を示すことがある。その際、われわれ治療者には、子どもの準備が整うまで可能な限り待ち続ける姿勢が求められる。時に限られた入院期間では、家族の対応に変化を見出せず、子どもの不安を拭い去ることができないこともある。そのときは、児童相談所とも連携を図り、退院後の社会的養護の活用も含めた措置について検討をすることとなる。

治療の枠組みを構築するために必要な双方向性

これまで述べてきたこと以外にも、児童精神科病棟で入院治療を実践するには、各病院・施設ごとにさまざまな枠組みがあると思われる。ただ、重要なのは、治療の枠組みを構築していく過程で、あくまでも子どもと治療者の双方向性を保ち続けることだろう。「枠づけ」といった、治療者側からの一方的でお仕着せと捉えられるものとなってはならない。たとえ、刺激制限を厳密に行い、生活の枠組みを一から構築していくような治療になっても、子どもやその家族が行動制限の必要性を理解できるよう、粘り強く働きかけていくことが必要となる。

われわれ治療者は、子ども一人ひとりに最適な治療の枠組みを提示し、成育に応じて丁寧に組み立て直していく。どのような治療の枠組みを構築していくにせよ、その過程では、常に子ども本人やその家族と協働して共に治療を構築していく姿勢が求められるのである。

第3節　子どもの集団で生まれる治療

1. 集団の力を治療に生かす技

集団参加に困難を抱える子どもたち

近年、外来・入院を問わず、われわれが出会う子どもは、自分たちだけでは集団を作りにくく、集団内での経験を通じて学んでいくような社会的な技能を十分に身に付けて入院してくる子は少ない。背景には、社会情勢や社会構造の変化、SNSの普及などがあり、それらの要因が複雑に絡み合った結果起きている事態なのだろう。同様の声は、医療の現場だけでなく、入所施設をはじめとした福祉の現場で子どもと日々関わっている職員からもよく聞かれる。その傾向はますます顕在化しているし、先鋭化しているとも言われる。

つまり、入院治療や施設入所を要する子どもの多くは、個別に過ごすことしかできないと捉えた方が適切であるし、本来、どの子にも厳密な個別対応や支援が必要となっている。しかし、実際の医療や福祉の現場は、職員がそこまで充足されていない。そのため、限られた人員で、子どもを上手く集団参加に導き、集団をより効率良く治療的に機能させていくことが重要となる。

しかも、大人との1対1関係が安定して安心できるものになっていたとしても、大半の子どもが、その後自らの力だけで集団の中に入っていけるわけではない。失敗体験も含め、集団における相互の学びは何ものにも代えがたい。限られた入院期間では、適宜大人が介入することで意図的・計画的な集団参加につなげ、子どもが集団参加することの楽しみを感じて少しでも自信や期待が持てるような支援が必要となる。

子どもにとって「同じ」対応が、はたして「平等」な対応か？

小学生グループ活動での1シーンを思い出してみよう。

職員お手製のかるた取り。かるたの題材は、子どもが大好きなお菓子。数名の子どもが頭を突き合わせて楽しく遊んでいました。

そのなかで、衝動性が高く知的能力に遅れのある小学6年生のゆうたは、読み手が読みだすと、すぐに取札に手を出しています。ほとんどがお手付きでゲームが全く進行せず、周りの子どもはうんざりしてきます。

少し離れた所に、こだわりと興味の限局が著しい小学4年生のケイがいます。ケイは、大好きな昆虫の本を読んでいます。ただ、本を読みながらも、ちらちらと集団を気にする素振りが見られます。

(*)

この場面から何が考えられるのか。入院している子どもは、年齢も発達特性も認知能力もそれぞれ異なっている。どうやって彼らを同じ集団活動に導き、個々の状態に適した課題設定を行っていくのか。先にも述べたように、限られた人員で、多くの子どもに必要な体験を提供するには、適切な課題設定を行っていくことが非常に重要となる。

個別に見てみよう。ゆうたにとって、かるたの題材自体が理解困難であり、「カードをたくさん取る」ことだけに集中していたのかもしれない。仮名が読めない子どもには、視覚的なマークを手がかりとする工夫もできるし、読み手が読み札をすべて読み終わった後にかるたを取るといった約束を事前に作っておくのもよい。

また、ゆうたの課題は「待つ」ことであり、それが達成できるよう、職員が適宜声をかけ、上手く振る舞えているときにすかさず評価していく対応も考えられる。彼にとっても、「かるたをたくさん取る」ことだけが、遊びの楽しみではないはずである。

ケイは、集団を気にする素振りを見せているものの、実際、参加はできていない。かるたの題材が興味を持ちにくいものだったのかもしれない。例えば、かるたの題材がケイの関心ある「生き物」であれば、どうだったのか。参加する子どもの構成を考えて、柔軟に内容を変更することも検討できる。

あるいは、ケイは集団に参加する手順が分かっていなかったのかもしれない。だとすれば、ロールプレイを事前に行って手順を確認するなど、集団導入時に職員が個別に支援を行う手法が有効となる。また、思い切って「読み手」として参加させることも可能だろう。その際、読み手も大切な役であり、その役割をケイが担うことでみんなが助かると伝えると、より効果的である。場を共有し、全体の流れが理解できると、次に参加する際、不安や緊張は軽減していることが多い。

子どもに対して「同じ」対応を行うことは、彼らにとって必ずしも「平等」な対応になるとは限らない。

小学１年生と小学６年生を、「同じ」と言って運動会の徒競走で一緒に競わせることはないだろうし、算数のテストで同一問題を解かせることもしないだろう。家での手伝いでも、普通、その子の年齢や能力を考慮して役割を与えるものだろう。

翻って、治療として行っている集団活動で、ルールや課題設定はどうなっているだろうか。われわれは､安易に「みんな同じルールで」と言っていないか。年齢は同じでも、発達段階や認知能力、身体能力などは、個々の子どもによって大きく異なっている。集団で同一活動を実施する際、子どもたち一人ひとりに対して適切な課題設定や提示が行われ、理解して納得できるような説明が行われているか、そのうえで職員の対応が統一され、どの職員からも同じ基準で評価や指導が行われているのかが重要となる。

集団処遇のなかで個別支援を行う際に最低限求められること

長期休み中の学習室における１シーン。

> 日課で決まっている学習時間。数名の中学生が学習に取り組んでいます。そのなかで、ショウは、静かにマンガを読んでいます。学習に取り組む様子は全く見られません。周囲の子どもからは、不満や非難の声が聞かれ、なかには課題を放棄し、勝手に別の本を読みだす者、遊びだす者も出てきました。現場に居合わせた職員は、ショウに注意することもなく様子を見ています。他の子どもに対しても、「自分のことをするように」と言うのみで、言われた子はさらに不満を募らせています。

（＊）

実は、ショウは注意集中困難や学習困難が顕著で、以前は学習室に入ることもできず、入ったとしても他児の邪魔をしてしまっていた。そこで、担当職員と相談し、「学習時間中、静かに過ごす」という目標を立て、その方法としてマンガや雑誌を読むことも容認されていたのである。ここで、必要だったのは、ショウの状況・課題・目標を周囲の子どもたちにも分かるよう、職員から説明することである。説明内容については、事前に本人と確認しておくことが必要であるし、他の子どもの課題や目標についても同様の対応が実施されなければならない。

集団処遇のなかで個別支援（治療）を行っていく際、子どもたち一人ひとりとこのようなやりとりを丁寧に行っていることが重要となる。時には、子どもからさまざまな不平や不満が噴出し、職員が返答に窮することもある。その際、職員が子どもの訴えに耳を傾け、自信を持って根拠を示して説明できるか。それは、われわれ治療に携わる職員一人ひとりが、子どもたちの個々の能力や特性、置かれている状況、治療の方向性を理解できているのかを問われており、試されている場面とも言える。

非治療的集団化を見直す

一方、直接関係のない子ども同士が集団となって、特定の子どもや職員へ攻撃性を示す、さしたる理由もないのに病棟のルールや生活上の約束に対して不満を訴える、日課から集団で大きく逸れるなど、子ども集団が治療的とならない状態に陥ることもある。これをどのようにして防いでいくのかも、集団で治療を行う際に大きな課題となる。

集団の中にいる子どもを丁寧に見てみると、彼ら一人ひとりに個別の課題があることが見えてくる。入院から間もなくて寂しさを抱えている子もいれば、担当職員や他の入院児との関係に悩んでいる子、取り組んでいる課題に向き合うなかで負担に押しつぶされそうになっている子、退院を直前に控え地域や家庭に戻ることに強い不安を感じている子など、その背景は子どもによって異なっている。

ところが、治療者の間で、集団の中心にいる特定の子どもに対して否定的な感情が時に露わとなってしてしまうことがある。「あの子さえいなければ」との思いから、特定の子を安易に集団から離したとしても、次から次へと同じような子どもが出現するだけで、個別対応を要する子が増える結果となる。本来必要なことは、治療的となっていない集団の中心にいる子どもこそが最も困っている存在であり、その子どもに大人がどのように接して治療を提供していくのかということである。周りの子どもたちはその姿を見ていることを忘れてはならない。

集団の力を治療に生かすため、治療者として病棟や学校での子ども集団の力動を知っておくのは必要なことである。しかし、それ以上に、病棟治療に携わる職員には、子どもたち一人ひとりの課題や発達段階と照らし合わせ、その子に適した集団参加を提供できているかを見極め、必要時にはいつでも介入することが求められる。

「大切にしていること・されていること」を子どもたちと共有する

治療的にうまく機能している集団では、子どもと職員の間で、「大切にしていること・されていること」が共有されている。それは、病棟運営を行う際の理念のときもあれば、子どもと職員で決めた目標や日々の約束という場合もある。どのようなものだったとしても、子どもにとって、求められる姿が明確となり、それを守ることが安心した病棟生活を送ることに寄与し、職員にとって、一貫した姿勢で子どもに関わり評価していくことにつながるものでなければならない。

また、病棟治療においては、「大切にしていること・されていること」のモデルとなる個人や振る舞いの存在が求められる。本来、子ども同士で伝達されることが理想であるものの、冒頭にも述べたように、治療を要する子どもは自ら集団となって社会性を学び合う力が限定的だと考えた方がよい。そのため、生活や活動を共にしながら集団を支えモデルとなり得る役割に加え、そのことを常に念頭に置きながら集団に関与し続けることが、治療者に求められるのである。

2. 個別的関わりから集団へ

集団の力を治療に生かす

集団の力を治療に生かしていくことは、児童思春期精神科病棟における入院治療の醍醐味の一つである。

子どもは生活するなかで「あそび」を中心に集い、そこで起きるさまざまな事象から多くのことを学んでいく。時に他者との関わりが過剰な負担となって症状の顕在化につながることもあれば、その子なりに乗り越えようと治療の転機にもなったり、今まで大人に散々悪態をつきトラブルばかり起こしてきた子が、子ども同士での何気ない一言で言動をあらためようとしたりする。

子ども集団での体験は、些細な失敗体験や挫折も含め何事にも代えがたく、一人ひとりの成育に大きく影響を与えている。

ただ、先にも述べたように、入院治療で出会う子どもの多くは自分の力だけで集団参加することに困難を抱えている。彼らをいかにして集団に参加させ、成育につながる体験を1つでも多くさせていくことができるか、その点が治療者には求められる。

事例を基に具体的な対応について見ていこう。

大人との1対1関係を構築する

事例：たける　小学校6年生　男児

長期にわたる不登校、暴言・暴力などの衝動的な行動が続き、地域での生活が立ち行かず入院治療を行うことになった。不登校と言っても、学校はおろか就学前でさえ集団参加した経験はほとんどなく、自宅では子ども部屋の一画を段ボールで区切った場所で過ごしていた。両親も含め他者が関わろうとすると、たけるは強く抵抗し、年を追うごとにその行動は激しさを増すばかりだった。対応に苦慮した両親が地域機関と連携し、なんとか当院へ受診させ入院にこぎつけた。

入院の際、たけるは非常に激しく抵抗し、暴力も認められた。暴力はまるでまき散らすかのようで、近づく者を誰かれなく引っ掻き、噛みついた。その日は、保護室で行動制限することから治療を開始せざるを得ず、興奮が治まった翌日から、自室での生活を始めた。

たけるは、入院前と同じように自室に閉じこもり、日中は頭から布団を被って過ごした。布団の中で持ち込んだ本を読み、読み終わると床に投げ捨て、職員がいない間に空想の街の地図を壁一面に書きなぐった。何人も寄せ付けない雰囲気で自身の世界に没入し、そうすることでかろうじて安心を保とうとしているようだった。当初は、入浴も拒否して食事も自室でとった。排泄は廊下に人がいないことを確認し、脱兎のごとくトイレに走り込んで行った。

たけるを自室外で見かけるのは、そのときだけだった。

この段階で集団参加することは到底難しく、まずは規則正しい生活を送ること、職員と安定した１対１関係を構築することを目標とした。食事や清潔保持といった職員主導で行える関わりを通して、大切にされているという心地良さをたけるが得られるよう働きかけた。この時点では衝動的行動には治療の焦点を当てず、たけるに対し否定的な声掛けは一切しないよう、職員間で対応を統一して根気強く関わった。

その後、たけるから職員に、一方的ながらも要求を伝えてくる場面が増え、職員からの声掛けに口では拒否しつつも笑顔で応じるようになっていった。また、たけると職員が廊下に誰もいないことを確認し、楽しそうに一緒に飛び出してくる姿も見られるようになった。

（＊）

入院治療を行う子どもたちのなかには、知的能力は正常範囲内であるにもかかわらず、身辺自立の技能が著しく乏しい子が散見される。そうした子どもには、発達のアンバランスがきわめて大きい子や、長期にわたり苛烈な虐待に晒されてきた子が多い。

彼らの治療では、精神症状や逸脱行動を改善していくだけでなく、身辺自立の技能についても、できるだけ年齢相応に身に付けられるよう働きかけることが求められる。子どもは大人から大切にされ、身の回りの世話を受け、そのようにして本来であれば欲求を満たす体験を幼児期にしていく。その過程において、基本的な生活技能を獲得するだけでなく、同時に安定した対人関係の基盤を形成していくのである。

職員は、たけるの年齢に配慮しつつも生活支援を辛抱強く行い、時に寄り添い、時に厳しく諭しながら関わり続けた。たけるにとっては、侵襲性が最も少なく心地良いケアを提供される体験だったと言えるだろう。そのなかで、大人との安定した１対１関係を少しずつ築いていくことが可能になっていった。

一方、身辺自立が年齢相応に身に付いている子どもでも、集団参加を目指す際に安心できる大人との１対１関係が構築できていることは必須となる。子どもは、生活や遊びの場面を通じて他者から丁寧に大切に扱われる体験を積むなかで、初めて他者を安心できるものとして受け入れていくことができるのである。

キーパーソン的支援を病棟全体に広げる

次に、たけるの事例を基に、職員との１対１関係を徐々に広げていく過程を見ていこう。

　数名の職員とのやりとりが安定してくるなかで、たけるは、他者と関わる際、普段から相手の意図が分からず不安を感じていること、他者の視線を過剰に気にしていること、食事も含め身の回りにあるすべての物が汚れていると感じていること、そうした感覚が周囲の誰にも理解されていないと感じていることなどを話すようになった。主治医を含む職員は、たけるの思いを傾聴して親身に接しつつ、過度な不安や緊張に対しては薬物療法が有効であり、症状軽減の可能性があることを伝え導入していった。

　たけるの行動範囲を拡大していくには、大人が常にそばに寄り添い支援しながら、同年代集団の活動へ参加すること、病院に併設された学校へ登校することが必要で、そのためには、支援者を増やしていくことが求められた。

　登校については、幼児の自閉症児が初めて就学するときに行っていくような手順を踏んで実施した。あらかじめ対応する教諭を決めておき、短時間の個別指導から開始した。誰もいない教室を見学することから始め、教室に入る、座席に着く、見通しのつきやすい簡便な課題に取り組むという具合に、非常に細かく課題を設定し段階的に登校を促していった。

　また、学校では、たけるに提示したスケジュール表や評価表は、病棟で実際に使用してきたものと同じ形式のものを用いて、病棟職員が同行して学校教諭と一緒に評価することで、教諭も同様の対応を行っていることを伝えていった。当初は戸惑いを見せていたたけるも、課題に少しずつ取り組むようになり、教諭の指導も受け入れるようになっていった。

　病棟・分校共に、たけると大人との１対１関係は安定してきたものの、依然、他児との関わりは希薄なままだった。たけるが自ら他児に働きかけることはなく、むしろ、他児の反応が予測できず、極端に相手を避け、暴言交じりに拒否を示してしまうために他児からも敬遠され、互いの距離はどんどん離れてしまっていた。

　そこで、職員の見守りが常に可能な、病棟療育活動を利用して集団への参加を開始した。見学から始め、どの活動でも職員がそばに付き添って一緒に参加することで、安心感を保ちつつ活動のルールや面白さを一つひとつ伝えていった。たけるが落ち着いて活動に参加できるようになると、周囲の子どもたちからも、たけるを徐々に受け入れる言動が見られるようになっていった。その後、分校でも集団活動へ参加することが可能となった。

（＊）

子どもが初めて集団参加をするとき、その傍らには誰がいるのか。それは、本来親や近しい養育者、保育園や幼稚園の担任といった、ごく少数の大人のはずである。ほとんどの子どもは、近しい大人に見守られていることを確認し、子ども集団に入っていく。それでも、多くの子どもは分離に際しては不安を抱え、大人にそっと背中を押されている。

一方、入院治療の場では、24時間を通して生活すべてを専任の少数の職員で対応することはできない。複数の大人の見守りが、子どもにとって安心できるものになるためには、子どもに極力混乱が生じないような工夫が求められる。治療を提供する職員側の理解や対応が不明確であれば、大人の対応や評価が異なることになり、それだけで子どもは不安に陥ってしまう。

そのような事態に陥らないよう、重要になるのはキーパーソン的支援を確立していくことである。

「いつ」「どこで」「誰と」「何を」するのか。対応者が変わっても、子どもと職員が事前に目的や約束を確認し、課題を行った後に決まった基準で評価すること。そうすることで、子どもは、複数の職員が同一視点で支援してくれているという実感を持ち、どの職員に見守られていても安心を得られるようになってくる。職員各自がキーパーソンという点が、支援や評価が統一されることで病棟職員全体という面に広がっていく。その結果、どの職員が付き添ったとしても、子どもは安心感を保ちながら集団活動へ参加することが可能となっていくのである。

スケジュール表や約束の視覚的提示、トークンエコノミーシステムを用いた評価などは、子どもにとって分かりやすい提示となるだけでなく、対応する職員側も治療の視点を統一し確認していくことにつながる。安定した評価を通じて子どもと職員の関係構築を進めていく。そのことにこそ目的があり、それらに多くの治療的技法を組み合わせることで、子どもに効果的に関わっていくことが肝心となる。形式的・業務的・罰則的な目標設定や評価としてそれらが用いられてしまえば、子どもが大人との安心できる関係を構築するという本来の目的からは、大きく逸れることになってしまう。

また、職員間での情報共有や対応の引き継ぎで重要になるのは、上手くいった対応よりも、上手くいかなかった対応であることが多い。誰しもが陥りやすい失敗とも言える対応について話し合うことこそが、実は大切で、治療チームでその要因を分析して適切な対応を検討して経過を共有することが、その後の子どもとの良好な関係を構築するために最も有益となる。

子ども集団への参加から地域へ

ようやく、たけるも余暇時間の子ども集団への参加が始まっていく。

> たけるも望んで病棟や分校の集団活動に参加することが増えたが、それは同時に、彼の発達特性や経験不足から生じる、他者への不適切な関わりが明らかになるきっかけにもなった。状況にそぐわない、相手の意を解さない彼の言動は、不要な過干渉や暴言、活動中の自己中心的行動などにつながった。たけるは他者が反応することを、相手が喜んでいると誤って認識し、注意してもその意図が分からず、注意や指導には困惑した表情を浮かべていた。
>
> 職員は、その都度、たけるの言動が周囲にどう認識されているのか、どうすれば適切な関わりとなるのかについて、客観的・具体的に伝えていった。また、同じような場面に遭遇したときは、職員が事前に声をかけて支援することで適切な関わりを導き出し、集団場面で成功体験を積めるよう促した。
>
> ひとたび興奮状態に陥ると、依然、暴力に至ることもあり、時に行動制限を行って鎮静化を図る必要も生じた。しかし、この頃には、たけるも自身の衝動性をどうやってコントロールしていくかを考えるようになっており、その改善が治療目標の中心になっていた。
>
> 衝動的な行動化が軽減するにつれ、たけるが病棟でカードや卓球をして遊んでいる他児を眺める場面も増えていった。周りの子どもたちも、たけるの変化に気づき自然と受け入れ、子ども同士で遊びのルールを教え合い集団参加するようになっていった。職員がそばに付いて支援することも減り、子ども集団の中で問題解決する姿も見られた。また、必要なときにはたけるの方から職員に相談して助言を受けることもできるようになっていった。

（*）

子どもの成育には、集団の中で得られる経験が不可欠である。それは遊びや生活を共有するなかで、他者と関わることの面白さや楽しさを知ること、ぶつかり失敗を繰り返しながらも徐々に他者を受け入れていくこと、互いを評価して認め合うなどの経験である。子ども同士の評価は、大人から評価されることとは異なる達成感を得る体験となる。

入院治療では、1対1関係から子ども集団の参加を経て、社会参加に至るような体験を積める治療構造を意図的・連続的に準備することが求められる。

実際、病棟内だけで提供することが困難な際は、地域との交流や社会資源の活用など、病棟外に体験の場を求めることも必要となる。病棟内外におけるさまざまな活動を通じ、子どもの治療に対する能動性や、社会との関わりを持とうとする意欲を引き出していく。その基盤には、病棟職員を中心とした大人との信頼関係があり、関係構築にあたっては、特異な手法や近道はなく、時間と労力をかけ、適切な支援を丁寧に行い、子どもたち一人ひとりの成育を保障することが求められる。

3. 逸脱行動やトラブルを治療に生かす術

暴言・暴力対応プロジェクト

逸脱行動やトラブルへの対応については、先の章でも触れている。

ここでは少し古いものになるが、21世紀に入ってすぐ（当時は三重県立小児心療センターあすなろ学園）、子どもの暴言や暴力が頻繁に起こり、それを機に病院全体でこの問題を検討したことを振り返ってみたい。

当時、子どもの暴言・暴力が頻発することで、とりわけ思春期男子を対象とした病棟で治療機能が低下する事態が生じていた。病棟は、知的障害は伴わないものの自閉症状を中心とした発達障害特性を背景に持つ子や、長期的な虐待体験の影響から安定した対人関係を築きにくい子が、徐々にその多数を占めるようになっていた。彼らは、些細なことで激しい衝動的行動化に至り、その軽減自体を入院治療の主目的とする子どもたちだった。この傾向は、現在も概ね同様に続いている。

子どもの治療が行き詰まり、職員は全員が少なからず疲弊し、病棟全体に停滞した雰囲気が漂っていた。そこで、病棟、外来、地域連携などの部門を超えた多職種の代表者が参加して「暴言・暴力対応プロジェクト」を立ち上げ、対処法を検討することになった。

職種の垣根を越えて自由に意見を出し合うなかで、まず課題として挙がったのは、暴言・暴力への対応について職員間での共通認識が不足していること、比較的経験が浅い職員にとって基準となるような対応の申し合わせが整っていないこと、また暴言・暴力を受けた職員をどう支えていくのか、その対策が明確となっていないことだった。

暴言・暴力の実態調査から生じた副次的効用

まず、プロジェクトでは暴言・暴力について実態調査を行い、入院治療において、子どもの暴言や暴力がどのように発生しているのかについて、現状を確認することから検討を始めた。

調査項目は、「発生場所」「発生時間」「前兆」「暴言･暴力の直接的きっかけ」「暴言・暴力の内容」「職員がとった対応」「危害を受けた子どもの反応」「職員が対応した後の子どもの反応」「対応した職員の負担」の9項目とし、特定の一週間に、病棟および併設されている学校で発生した暴言・暴力についてすべてを抽出した。

チェックリストは、通常業務中にも負担なく記載できるよう工夫し、全職員が記載できるよう努めた。振り返ってみると、プロジェクトメンバー全員が合意して作成された同一のチェックリストを用いて調査を行ったこと自体が、全職員の着目点や互いの対応を点検するきっかけとなり、病棟全体の治療機能回復につながる効果があったと考えている。

暴言・暴力の実態調査から見えてくること

重要だと考えられたいくつかの項目について述べてみたい。

暴言・暴力が発生する背景要因としては、以下のような傾向が示唆された。一つは、言語表出の苦手さ、状況理解の困難、未熟な社会性、こだわりなどの発達特性を背景にするものである。もう一つは、多動、注意集中困難、易刺激性による気分高揚、衝動統制の困難から生じるものである。両者が混在することもあり、暴言・暴力が繰り返されることで対人関係が悪循環に陥り、その子どもが集団から孤立することにつながっていた。

また、言語能力の拙劣さや認知の歪みといった発達の特性は、被害的解釈、短絡的で他責的な解釈、低い自己評価、持続する怒りと不安、周囲の否定的反応や関わりを引き出す不適切な言動につながり、そこに誤学習が加わることで、暴言・暴力がさらに増強するといったことも認められた。

こう見てみると、誤った表出とはいっても暴言・暴力自体の背景には、子どもの特性や直面している課題が隠されていることが分かる。ここでわれわれは、暴言・暴力の背景にある要因に目を向けて探っていくことが治療を進めるには重要だと考えた。

次に、暴言・暴力が発生しやすい場面として、日常生活では、食事や入浴、登校や活動参加など、行動の切り替えを促されて職員が指導的に関わった場面と、子どもが自由に遊ぶ余暇場面が多く挙げられた。すなわち、暴言・暴力に至りやすい子どもは、切り換えの困難に加え、大人の支援がない状況では上手く遊ぶことができないという課題があることが考えられた。一方、大人が積極的に支援し、時間的・空間的枠組みが明確な授業中や、療育活動などで子どもたち一人ひとりに応じた課題が設定されていれば、暴言・暴力は発生しにくいことも浮かび上がった。

前兆やきっかけとしては、子どもの不満や要求が通らないこと、気分高揚などがその多くを占めていた。しかし実際は、不満や要求の内容、気分変動のパターンは子ども一人ひとりによって異なっている。また、治療の進み具合によって、同じ子でも暴言・暴力自体に変化が見られることも多い。経過とともに変化していく子どもの言動や状態を、常に注意深く観察し、その情報を職員間で共有することが重要となる。

暴言・暴力が発生した後の職員の対応としては、「休息を促す」「なだめる」「距離をとる」「意図的に無視をする」といったものが大部分を占めていた。しかし、全体の１割程度だったものの「叱る」対応も見られた。ところが、「叱る」対応をとった後に子どもが示す反応は、他の対応とは明らかに異なっていたのである。興奮がさらに持続し、自らの言動を振り返ることや切り換えることに困難が見られた。「叱る」対応後に落ち着いて行動できたケースは、約２割しかなかった。一方、「叱る」以外の対応を行った場合では、約８割が比較的早期に切り換えができており、これは特筆すべき調査結果と言える。

早期の切り換えにつながった対応であっても、状況によっては必ずしも適切とは言えないこともある。入院して間もない子どもが大人との関係を構築する前に、「意図的に無視をする」対応や「距離をとる」対応がとられれば、彼らの不安をさらに煽ることにつながる可能性もある。しかし、子どもの状態や治療の進捗状況を理解したうえで、あえて注意し指導的に関わることも必要となる。また、「意図的に無視をする」「距離をとる」際にも、興奮状態にある子どもの周辺を適切に把握し、自他に対する危険性はないか、子どもが落ち着きに向かっているのかなどを注意深く見守ることも必要である。

また、著しい興奮状態で衝動コントロールが困難となっている際に、「休息を促す」「なだめる」といった対応を行っても、興奮をかえって増長してしまうときもある。まずは興奮に至った場所・物・人から速やかに遠ざけ、時には保護室やクールダウン室などで短期的な刺激遮断を行うことも検討が必要となる。いずれの場合でも、対応する職員が感情的にならずに子どもの状態を的確に評価して対応することが求められる。

入院期間を見ると、暴言・暴力が見られた子どもは、そうでない子よりも、その期間が長期化していた。また、退院直前まで暴言・暴力が継続する子も多く見られた。しかし、治療的な関わりを辛抱強く続けていけば、その程度や質は明らかに改善の方向へ変化していたのである。それは、子どもの適正な成育が促された結果とも言えるだろう。普段の生活で見られるほんの小さな変化や成長も見逃さず、そのことを子どもが気づけるように働きかけ、彼らの自己評価向上につなげることが重要であり、そのためには、暴言・暴力を一元的に捉えず、大人の対応も臨機応変に常に変えていくことが必要である。

暴言・暴力への対応マニュアル

実態調査の結果を踏まえ、プロジェクトチームは、入院治療において子どもから暴言･暴力が生じた際にどう対応するかについてマニュアル作成を行った。記載されている内容は、非常に基本的なことが多く、その内容は、おそらく児童思春期精神科病棟に１～２年勤務すれば実践できる内容のものである。しかし、マニュアルとして明文化したことで、院内研修などの場を活用して周知し、討議することが可能となった。その後､病棟全体で観察と対応の要点を共有し、暴言・暴力を予防するという視点を持って、子どもへの対応を統一していくことが可能となった。

職員による対応の差異が減少することは、子どもが不要な混乱に追い込まれることを少なくし、暴言・暴力の早期改善にもつながっていった。また、予防的な視点を職員と子どもが持つことで、職員に助けを求める子が増え、子ども同士で暴言・暴力が連鎖することを食い止めることもできるようになっていった。

暴言·暴力の激しい子どもや治療の進み具合によっては、適切に対応しても、必ずしも暴言·暴力を未然に防ぐことができない場合もあり、職員によっては、その原因を個人の未熟さと誤解し、自信喪失や対応の混乱につながることもある。対応困難な状態にある子どもを担当している職員や主治医には、そうした傾向が一層強くなる。結果として、担当職員が病棟で孤立し、子どもと良い関係を保つことができずに治療効果が十分に得られない状況が生じる。そういったときに、マニュアルを見直して最低限行うべきことを確認できれば、職員個人が過剰に自らを責めて子どもを抱え込みすぎず、チームとして子どもに対応することが可能になる。

入院治療の場で出会う子どもにとって、担当職員や主治医といった特定の大人と１対１関係を構築することは、その後の治療を円滑に進めるために不可欠な要素である。その過程で、子どもも不安を抱えながら、自身の思いや課題を必死にぶつけてくる。時には、子どもから表出される衝動的な行動化に向き合うことも必要になる。そのとき、受け止める職員が疲弊しつつも押しつぶされることがないよう、チームとしての理解や支援が求められる。直接子どもと関わる一人の職員を、チーム全体で支える構造が必要になるのである。マニュアルの活用は、共通認識や対応の確認を可能とし、職員一人ひとりをチームとして支え、個人の疲弊を最小限に食い止める一助になると考えられる。

対応が困難だったある事例を振り返ってみる。

事例：しょうた　入院時９歳（小学校４年生）　男児

しょうたは、３歳児健診で言語発達の遅れを指摘されて受診した。知的障害を伴わない自閉症スペクトラム障害と診断され、以後外来治療が続いた。両親は温厚な性格で、家庭は比較的安定しており、養育にも熱心さが感じられた。

小学校入学後、以前から見られた落ち着きのなさや衝動的で攻撃的な言動が顕著になった。子ども集団ではこだわりを押し通すことでトラブルが絶えず、授業中は激しい拒否や教室からの飛び出し行動があり、制止されると暴言・暴力を振るっていた。学年が進むにつれて攻撃性は激しさを増すばかりで、小学校４年生時に入院となった。

入院直後より緊張感を感じさせず、振り向いてくれるまで誰かれなく執拗に話しかける、他の子ども同士の諍いに首を突っ込む、病棟内を探索して他の子の部屋に入り込むなど、トラブルが絶えることはなかった。制止した職員へは、攻撃的な行動が容易に出現した。興奮が著しい際は保護室で刺激制限し休息を促したものの、解除後は同様の行動が繰り返されていた。入院して間もなく、しょうたへ近寄る子どもはいなくなり、職員との関わりも最小限にとどまるようになっていた。

この時点でしょうたを取り巻く環境は、入院前と大差ない状態になっていると考えられた。本来、問題行動を未然に防ぎ、適切な行動を促してくれる職員でさえ、しょうたには自らの行動を妨害する存在としか見えていなかったことだろう。

そこで、治療を進めるにはまず職員と安定した１対１関係を構築することが不可欠だと考え、これを最初の目標とした。保護室を居室とすることで、厳密な空間的・時間的構造化を行って不要な刺激を遮断し、暴言・暴力が極力生じない環境を作った。

当初は終日隔離とし、保護室内で職員と共に学習課題や遊びに取り組んだ。課題に対する苦手意識は強く、職員が保護室を訪れた際は布団の中に隠れたりトイレにこもったりした。時に攻撃的な様子を示すこともあったが、職員は課題に取り組めた結果のみを肯定的に評価していった。

保護室使用２週目からは、日中１時間を開放観察とし、保護室を出て一般病床での活動も開始した。この１時間は、必ず職員と手をつないで行動し、そうすることによって、他の子どもとのトラブルを未然に防ぎ、職員がしょうたを守る存在であると実感できるように支援した。保護室から出る際には、「暴言・暴力をしない」「職員の指示をきく」という約束を声に出して確認させた。行動を共にする職員は約束の記載されたカードを常に携帯し、その都度、しょうたと確認を行った。

徐々に開放時間を拡大させ、複数の職員が交代で対応することになったときも、カードを受け渡しすることで担当者が誰なのかが明確となり、しょうたの混乱も軽減した。また、しょうたが適応的な行動をとれた際には、すかさず評価していった。最初は戸惑う様子が見られたものの、ほめられる経験を積み重ねるうちに、職員から今、何を要求されているかを理解し、「できたから評価してよ」としょうたからも職員に評価を求めるようになっていった。

保護室隔離後１か月が経過した頃より、開放観察時間を活用して集団活動への参加を促していった。この頃には、保護室以外で行動するときにも、職員と手をつなぐ距離から、職員の手が届く距離を経て、担当する職員の目が届く距離へと、見守りの距離を離していった。

行動範囲が拡大して他の子どもと接する機会が増すと、トラブルも増加し、しょうたが攻撃的になる場面も増加した。その際は、一旦、保護室に戻り適切な対応を確認していった。粘り強く関わることで、しょうたは「相手がなぜ怒るかが分からない」と話し、自らの特性に対する気づきが芽生え、同時に周囲の子どもたちと適度な距離を保つことができるようになっていった。

この間も、適切な行動については良い評価を伝えていった。保護室を中心とした治療を開始して３か月を過ぎる頃には、しょうた自らが、職員がどこにいるのか注意を払い、トラブルになりそうなときは「職員さん、けんかを止めてよ」と助けを求めるようになった。職員との安定した関係を構築し、自らの気づきが進むにつれ、攻撃性は軽減し、治療の場も保護室から一般病床へ移っていった。

しょうたのように非常に激しい衝動的攻撃行動が見られる子どもでは、比較的長期間、保護室を使用して刺激制限を行うことも必要となる。そうすることで、暴力や器物損壊といった不適切な行動化による表出を最小限にとどめ、職員との関係が入院以前のような悪循環に陥るのを防ぐことになる。刺激が厳密に制限された保護室といった環境においても、治療として重要なのは、１対１関係を構築するための働きかけである。その関係は、命令や指示ではなく安定した生活を支えに楽しい遊びや活動を共有することで芽生えていくのである。

対応困難な場面や子どもたちの逸脱から学べること

対応困難な事例に向き合うとき、病棟治療に関わるすべての職員が同じ視点で対応することが求められる。すなわち、困難な事例であればこそ、ケースカンファレンスの重要性が増すことになる。時には短期間にカンファレンスを持ち、衝動的攻撃行動について繰り返しアセスメントを行い、対応の修正と統一を図ることが必要となる。

病棟全体が治療チームとして機能すれば、治療効果は最大となり、病棟は緩やかな行動制限のなかで、子どもと職員の双方にとって最も治療的な空間となる。結果として、隔離や身体拘束といった強固な行動制限を必要とする場面を最小限に抑え、職員が一人で困難な子どもを抱え込んで病棟内で孤立してしまうことも予防できるようになる。

子どもから表出される逸脱行為やそれに付随するトラブルについて検討を深めることは、治療者一人ひとりの対応を見直すことから、病棟の治療構造点検に至るまで、さまざまな示唆を与えてくれる。時には、病院全体を揺るがす出来事に遭遇することもある。そのときは、多職種が参加するプロジェクトチームを立ち上げ、多角的な視点から治療や対応を見直し、その時々に応じた治療構造の再構築を図ることが求められる。

エビデンスに基づく先行研究に倣い検討を進めていくこともできれば、現場からの声を集めて議論を重ねることで検討を進めることもできるだろう。いずれにせよ、子どもに直接関わる職員が中心になって病棟治療の方向性を見定めていくことこそが、重要になるのである。

コラム

体罰について

体罰は決してあってはならないということは当然だろうが、実は職員の本音部分で理解されていないことが多い。体罰を最も忌避すべき児童相談所の職員ですら、子育てにおいて、ある程度の体罰はやむを得ないと考えていることが多いというデータも過去にはあり、医療現場でも同様の意識があるのではないかと推察する。

入院してくる子どもたちは、その症状の激しさのためもあり、家庭や時には学校で、程度はさまざまだろうが、体罰を受けた経験を有することが多く、そのことで傷つき、大人への不信感を抱いていることがある。愛着理論における「内的ワーキングモデル」は暴力が絡んだものが形成されてしまっているとも考えるべきだろう。子どもはそれまでの環境で生き抜くため、その環境において最も適応しやすい、大人との関係性や距離感を身に付けてきている。大人を信じてしまって傷つくことを避けるために、大人を挑発しどの大人も同じように反応するものだと、殻を作っている子どもは実に多い。職員が体罰を行えば、「やっぱりこの大人も同じだ」と、より一層大人を信用しなくなり、それまでなんとか築きかけてきた関係は瞬く間に吹き飛んでしまうと考えるべきである。そのため、こうした挑発に乗ることは、子どものそれまでの人生に思いが至っていないということだけではなく、ある意味で専門家として怠慢であり、かつ敗北とも考えるべきである。

当センターでも、開設以来３件ほどの体罰の報告が挙がっている。子どもの暴言に挑発されて、興奮してしまったものが２件あった。大人の側は体罰とは思いもしなかったが、子どもからすると体罰だと捉えられたケースもあった。なかなか返事をしてくれない子どもに対して、検温版で「おいおい」とポンポンと頭を叩いたのである。学校を舞台にしたドラマなどではよく見られる光景である。これを子どもが親に話し、親の抗議を受けて謝罪をすることになった。関係性がある程度できてきた場合には、これはじゃれつきのように受け止めてくれることもあるかもしれないが、入院から間もない、大人への不信感の強い子どもには「体罰」と受け止められても仕方ない行為だったと言える。

いじめの場合と同様、体罰も受ける側の生育歴や病理、あるいは職員との関係性によって捉え方は異なる。大人の側のじゃれあいのつもりの行為も、子どもによっては体罰だと感じてしまうことがあること、そのことによって治療の基盤となるべき関係性を著しく後退させることがあることを十分認識する必要がある。このこともあって、病棟では基本的に、子どもは子ども同士だけでなく、職員に対しても一定の身体距離を取るようルール化されている。

さらに、個人としての資質や無理解はあるだろうが、体罰が生じる背景には、職員が孤立し、病棟がチームとして機能していないことが考えられる。子どもの生きてきた状況や晒されてきた人間関係を病棟職員が共有すること、挑発的な子どもの言動の意味を共有すること、それに対応する姿勢を共有すること、それらが十分なされていない証左だと考えられるということである。体罰はその結果発生するものでもあり、病棟の健康度の指標にもなる出来事である。

コラム

退行をどう捉え、対応するか

退行という用語はフロイトが記載して以来、さまざまに定義されてきたが、ここでは防衛機制の一部であるとともに、「治療的退行」すなわち依存性の再確立への傾向、自然治癒力の一部として治療的な意味のある状態と捉えたい。その意味では性的虐待を受けている子どもが、家庭で幼児のように振る舞い、少しでも被害を受けまいとするような状態は防衛的ではあるが退行とは区別すべきだと考える。

入院治療のなかで子どもが退行を示すことは珍しくはないだろう。たしかに、退行もしないようでは治療になっているとは言えないと考える治療者も少なくないだろう。入院してきた子どもが、病棟内で安心して過ごせるようになり、特定の信頼できる職員ができるようになると、その職員に甘えだし、幼い話し方をし、職員を放したがらず、駄々をこねるようになったりする。それが極端になり、時に執拗、攻撃的、操作的だったりすると、職員を辟易させ、悪性の退行と呼ばれるような状態になってしまう。

そもそも悪性の退行は、退行というべきなのだろうか。本来退行の背景には、自分を他者に無防備に委ねる意味合いがあり、安全や安心の表れとも考えられる。一方、悪性の退行の背景には、強い不安感や時には不信感が潜んでいると言える。依存しながらも信頼できず、満足できず、自己破壊的・関係破壊的に表出している状態で、本来より安全で負担の少ない状態になるべき「退行」とは言えないように見える。

一方で、甘えたり依存したりに慣れていない子どもは、そうした欲求が自分の心の中に生じたときに、そのこと自体に戸惑い、不安となり、さらにそれをどう表現してよいか見当もつかず不安になり、一層拙劣な形で表現せざるを得なくなっているとも考えることができる。あるいはそこまで激しく執拗に表現しなければ思いが伝わることもなかった（そこまでしても伝わらない）状況に長く晒されていたとも考えられる。その意味では「悪性の退行」のように見える姿は至極自然な結果であり、この時期も子どもにとっては必要な時間であり経験であると考えることもできるのではないか。

そのように考えると、職員がこの時期をいかに冷静に関与し続けることができるかということが重要になる。筆者は、かつて精神科医になったばかりのときに、先輩医師から「治療は病気でいた時期の倍の時間はかかる」と教えられたことがあったが、子どもが親から十分な心身の養育を受けられずに安心して自分を委ねることができなかった時間の長さを考えると、この道も通るべき道であり、時には長い道になることも覚悟する必要があるのではないか。

このときに最も大切なことは、チーム医療ということである。「健全な家庭」において子育てを両親やその他の家族が協力し合って行うように、「健全な病棟」では職員間の協力関係のもとで治療が進められる。一人の職員がその子どもについてすべてを背負い、責められるようでは、この困難な時間を耐えることはできない。こんなときこそ、病棟の「健全さ」が試されると言える。

コラム

苦手なことの克服について

学校における学習課題は、子どもたちの平均的な発達に実によく合わせて設定されている。時間概念が身に付く小学校入学直後に時計の読み方を教え、抽象概念の理解が進む高学年になると文章問題や応用問題の学習が増えていくなどはその典型である。

ところが、発達障害や発達バランスが悪い子どもが増えるにしたがって（増えたという証拠はないが、文科省による課題のある子どもは増えている）、近年そういった平均的な子どもの発達に合わせた学習課題についていけない子どもが増えてきているように見える。また、教科による得意不得意の差が大きい子どもも多く見受けられる。

教育とは、教え育むと書く。教育の場では、本来、子どもが知らないことを知るようにし、できないことをできるようにし、苦手なことを少しでも克服させることを目的としているのかもしれない。その意味では、給食で偏食のある子どもに苦手な物をなんとか食べさせようとしたり、落ちこぼれることがないようにたくさんの宿題を出したり、落ち着かず集中力の続かない子どもに注意を繰り返すことも、教育の目的に適ったものと言えるのかもしれない。

しかし、教育する側のそんな「誠意のある」行為を子どもの側から想像してみよう。挑戦してもなかなか食べられず、毎日休み時間を短くさせられて友達との遊び時間を持てないことがあるかもしれない。苦手な科目ではみんなの前で指名されて答えられず恥をかくかもしれない。宿題をやる気にならず親に責められ、始めてはみたものの進まずにさらに親に叱られるかもしれない。なんとかじっとしていようとするけれど長続きせず、何かに刺激されると次の瞬間にはつい体や口が動いてしまい、またみんなの前で叱られるかもしれない。つまり、毎日努力はしても上手くいかず、毎日が挫折の繰り返しになってしまうのである。

偏食は味覚や嗅覚などの過敏さに由来していることも多い。生のキャベツは食べられても、煮込んだキャベツの食感には耐えられない子どもがいる。ピーマンやトマトの匂いが嫌で食べられない子どももいる。学習障害があり計算だけは苦手な子どももいる。多動はなんともならず、自分でもどうにかしたいけどできないと訴える子どもは多い。

極端な偏食があっても命に直接関わることは滅多にない。また年齢とともに食べられるものが増えることはよくある。そのように、時に個人の成長を待つ姿勢も悪くはないだろう。学習の遅れなどは子どもを追いつめることもあるのでのんびりと待つことは難しいかもしれない。インクルーシブ教育の普及で支援級の利用はしやすくなったが、それを利用するまでもなく、みんなの前での指名を減らしてあげたり、宿題を減らしてあげたり、少し個別に教える時間を作るなどの工夫はできるかもしれない。注意が逸れて落ち着きのない子には前の席を指定席にするのがよいかもしれない。集団の中での個別配慮は簡単ではないけれど、小さな配慮でも傷つくことを少なくすることはできるかもしれない。

子どもの得手不得手にも必ず原因や背景がある。まずはそれを知り、一人ひとりに合ったペースや配慮で子どもが挫折感を少しでも感じることなく苦手を克服できるように意識し配慮することが必要だと考える。

第 4 章

子どもの入院治療の実際

― 子どもの入院治療を円滑にするために ―

はじめに

子どもの入院治療を支え、それをより実りあるものにするためには、病棟における医師・看護師・保育士などとの直接的な関わりだけではなく、環境設定やさまざまな職種や関係機関の役割も重要となる。

子どもは家庭と学校を中心として、放課後等デイサービスや学童保育、塾やその他の習い事の場など、それぞれの地域で日々の生活を送っている。入院中も同じように、病棟という「家庭でもあり小社会でもある」場から院内の学校へ通い、保育士が学童保育のような時間を支えるというようにさまざまな生活の場を持って経験を積み、退院後は地域の生活の場に戻っていく。

そのため、入院中に子どもが過ごすそれらのすべての生活の場に、それぞれの地域に戻ってからの生活を想定した支援や配慮が行き届くことが必要になる。子どもの入院治療を円滑にして成長を支え、退院後の生活を安定させるためには、各々の生活場面に工夫や配慮が必要となり、それらの生活場面を支える大人との連携が欠かせない。本章では、院内・院外のそうした工夫や連携について述べていく。

第1節　親支援、親への関わり

1. 親のさまざまな姿

われわれの前にはさまざまな事情を抱えた親が来院する。虐待をしていた親、子どもに無関心だったような親も当然現れる。養育力や理解力が十分でない親、発達バランスが悪いのか共感性に乏しくニュアンスが伝わらない親もいる。精神障害で精神科に通院していることもあれば、未治療のこともある。共生関係のようになり、子どもに依存し、助けられていたかのような親もいる。他者に依存することを良しとせず、子どもを安心して委ねられず、子どもや職員にその不安をぶつけてくる親、DV 被害に晒されている、または自身が DV をしている親、職員や病院を執拗に責め立てる親などさまざまである。
そのため、第2章で述べたように、入院時あるいは入院直後には、主治医と担当になった看護師で、あらためて子どもの生育歴の具体的な聞き取りを行う。この際、生育歴や生活歴、家庭の状況などについてもできるだけ詳細に聞き取り、親の特性も観察する。子どもの入院後の生活全般のアセスメントを行うためであると同時に、治療の進め方や家庭への介入をどの程度どのように行うかなどをある程度判断し、職員間でそれを共有するためであり、さらに職員と親が互いを知り合い、関係性を前進させる機会にもなるためである。

もちろん、入院後の病棟職員に対する言動からも親の姿が評価できる。あまりに頻繁に子どもの様子を知りたがるようであれば、不安が強い、子どもに情緒的に依存していた、病棟職員の忙しさを配慮できないなどの特徴が推察される。逆の場合には、関心の低さ、生活の余裕のなさ、罪悪感の強さ、対人関係に自信がなく遠慮がちなどの特徴が想像できる。時間の約束や生活用品の準備や交換に几帳面だったりずぼらだったり、職員や職種によって態度が異なったり、けがやトラブルの報告に理解を示したり攻撃的だったりなど、観察すべき点は多い。また徐々に関係ができてくると、女性職員にセクハラまがいのことを言ってくる父親や、丁寧語ではなく友達同士のような口の利き方になる親など、日常的な態度を職員の面前でも見せるようにもなってくる。

このような親の姿や変化を観察し、子どもの状態像や親との関係性の変化を加味して、親子への支援をどのように進めていくのかを治療経過のなかであらためて決定していくのである。これらのことは、子どもの病理の成り立ちや、親との外出や外泊後の子どもの様子の意味を知る目的もあるが、退院後に子どもが晒される環境を知り、退院までに改善すべき問題を明確にする目的もある。

2. 入院直後の親への関わり

第1章で述べたように、入院直後には親の不安も強く、残された家族の生活への影響も非常に大きい。そのため、当センターでは、入院時に親との連絡方法や連絡頻度を決め、入院直後には担当看護師ができるだけこまめに（ほぼ毎日）、あるいは勤務していない日には病棟師長などが、子どもの様子や状態を電話などで詳細に知らせるようにしている。

また面会が許可されない間（多くの場合、併設した特別支援学校に１限でも通い始めた頃に面会を始めている）にも、必要物品の補給や洗濯物や季節の衣服の交換などのために親は病院を訪れなくてはならない。この際にできるだけ主治医や担当看護師との面接を設定し、前述の２週間アセスメントやその後の定期カンファレンスを踏まえつつ、日常生活から観察された子どもの状態像や特性について親に説明し、子どもの障害特性の理解を深め、情報の共有を図り、治療に対する理解を得るよう努めている。このようにして、病棟職員も親との関係性を徐々に作っていく努力をし、それによって、家族支援、家族への治療が開始される基盤ができていくのである。

さらに病棟や病院で行われるさまざまなイベントの際にも来院してもらい、子どもの変化や成長を直接確認してもらうことも大切な支援である。もちろん面会や外出・外泊にも同様の目的があると言える。

3. 親（親子関係）への治療的介入

当センターにおける家族介入は、決して十分とは言えず、入院治療の弱点であり課題であると言える。医師や病棟職員が親と面接をし、前述のようなさまざまな機会を通じて、まずは職員と親の関係を作り、日々の報告や面接によって子どもの特性の理解を深め、親の病理や生活環境の改善などに努めることはもちろん行っている。入院後の初回の面会時には、安全性のためということもあるが、多くの場合職員が同席し、親子の様子を観察している。面会や外出時に約束事や注意事項（親に物をねだらない、夜は何時までには寝る、ゲームはしないなど一人ひとりの課題に応じて）を親子に課し、入院前のような悪循環に陥っていた関係に戻らないよう配慮する。これらはすべての入院児童に行っているごく当たり前の介入である。

一方「親子支援プログラム」と呼んでいる、やや構造化された治療的介入も不十分ながら行っており、ここで紹介する。このプログラムは、古くはあすなろ学園開設直後からあった「あすなろ学園親の会」（1999 年解散）と連携して、親子バス旅行や親子合宿などの実践を通して作られてきたものである。2000 年以降には親の会の解散などもあり、親子が共に参加する行事の開催が少なくなっていくなかで、主に自閉症の子どもの親を病棟に招いて、職員の支援方法を見て学んでもらうことが中心となった。さらに、見てまねるということだけではなく、職員の支援の姿を「目的」「支援のポイント」「具体的な支援方法」「保護者が感じたこと」などと項目立てして紙面にまとめ、職員と親が共有するようにしていた。

現在も、応用行動分析やソーシャルスキルトレーニング*（Social Skills Training：SST）など認知行動療法的な手法に基づいた、子どもの行動変容を促す支援方法を親にも身に付けてもらうことを目的としたプログラムが基本的には病棟で主に保育士や看護師が中心となって行われている。具体的には、まず①子どもの特性や病棟での関わり方を親に理解してもらう。そのうえで②子どもと職員の関わりを親に観察してもらう、③親と職員とで子どもに関わる、④職員は退出して親と子どもだけで関わりを行う、ということを何回か繰り返すのである。

この方法は、あすなろ学園において当初精神遅滞を伴う自閉症児とその家族に対して行われていたが、その後精神遅滞の有無にかかわらず、自閉症児を対象とするようになり、現在は虐待（傾向）にあった家庭に退院後に戻っていく子どもとその親などにも対象を広げている。

第二の実践は、サインズ・オブ・セーフティ・アプローチやコモンセンス・ペアレンティングなど確立された治療方法による介入である。これらの技法をそのまま取り入れるのではなく、利用できるエッセンスを取り出して、先述のような家族プログラムの一部分として取り入れ活用している。

今後も諸外国や本邦で有効とされる家族支援の方法は積極的に取り入れていくつもりだが、基本的には、病棟で行われている日常的な子どもへの関わりを、親にも共有してもらうことが中心的方法だと考えている。

入院中にこのような介入をし、退院前には主に担当看護師と医療連携課職員が家庭訪問（学校訪問もこの際に行うことが多い）をすることも多い。退院後に子どもが生活する環境を実際に観察し、部屋の使い方などについて時に助言を行う。また、通学路の危険性の有無、学校では教室の位置や休憩スペースの確

---

* 社会的生活技能訓練、社会的スキル訓練とも言われる。社会生活上の困難を生活技能の側面から捉え、認知行動療法の技法を用いた系統的な学習活動によって生活技能の獲得を促し、社会生活の質の向上を図る方法。

認などを行っている。これも親支援の一部であると考えている。

第２節　療育――治療につながる集団活動

1. 療育活動について

療育の成り立ち

1965年、あすなろ学園初代園長の十亀史郎は、「病棟の積極的開放と社会学習、社会的生活指導」を提唱した。病院としての機能を果たしながら、養育者のもとを離れて暮らす子どもが、社会から切り離されることなく、「あたりまえの生活」や「健やかな育ち」を享受できる治療環境の整備を目指したのである。

そのため、あすなろ学園では、児童精神科医療の現場に、保育士や児童指導員を積極的に採用し、子どもの入院生活に遊びやしつけ、さまざまな社会体験を積む活動を治療として導入した。また、医師、看護師、保育士、児童指導員、心理士など多職種が協働し、キャンプやセンター祭といった大規模行事を企画・運営することで、入院治療の目指すべき方向性を全職員で確認し、チーム医療の体制を形作っていった。

当時、入院治療は全開放病棟で行い、さまざまな疾患や障害、年齢、性別の子どもが同じ病棟で互いに育ち合う体制がとられていた。その後、知的障害を伴わない発達障害児や被虐待体験を持つ子どもの占める割合が増え、子ども集団が機能するには大人のより丁寧な支援が必要になった。そのため、2000年には、機能別に病棟を再編し、あらためてそれぞれの疾患や障害特性、年齢や発達段階に見合った「発達支援」のあり方を見直すことになった。その頃に入院治療で体系的に導入された「集団あそび療育」が、現在の「療育」の原型となっている。

あすなろ学園において「療育」という言葉が使われ始めたのは1970年代のことである。当時は、年長自閉症児（年長とは10歳〜25歳という年齢幅を示し、実際には概ね15歳〜20歳の自閉症児を対象としていた）を対象とする病棟治療プログラムを開発し、治療として実践されていた。十亀は、入院中の年長自閉症児に対する療育を紹介し、「我々が医療のなかで行う“教育的治療(educational treatment)”は、教育のなかで行われるいわゆる“治療教育(remedial teaching)”とは異なるもの」と述べている（十亀史郎「自閉症と医療について」1979年、十亀記念事業委員会編『十亀史郎講演集1』十亀記念事業委員会、1991年)。当センターにおける「療育」の始まりは「自閉症児に対する教育的治療法」にあった。

その後、2002年頃から、あらためて「療育」という言葉を職員の間で統一して使い始めた。現在、当センターでは、療育を精神療法や心理療法、作業療法、言語療法、薬物療法などと並ぶ治療の柱として位置付けている。

子どもを支援し成育を促す教育的な手法を用い、子どもたち一人ひとりの将来を見据えて生きていくために必要となる技能の獲得を促していく。「療育」とは、そのために必要な治療目標を明確に設定し、体系的・計画的なプログラムの実践と評価を繰り返し行っていく集団活動を総称している。

ひと昔前、入院している子どもの多くは、職員の「今日は何をして遊ぼうか？」といった問いに、子ども同士で話し合い、それ自体を楽しみながら工夫し、挑戦し、集団活動の満足感を味わうことができていた。しかし、地域社会を含めて遊びの形態が様変わりするなかで、最近、子ども同士で自然発生的に遊びが成立することは少なくなっている。

とりわけ、発達障害を持つ子どもは、親しみのない遊びや活動に対して見通しが立たず不安を示す傾向が強い。そうでなかったとしても、入院を要する子どもには、それまでの経験不足に加え、失敗体験を繰り返してきたことによる自己評価の低さ、状況やルール理解の困難、勝敗への過度な固執などが見られる。その結果、遊びに参加すること自体に抵抗したり、素直な表出ができず不適切な言動を繰り返したり、些細な躓きから衝動的な飛び出しや暴力に至るなど、集団活動への適応の困難さが露わになってしまう。

活動を実施するには、入院している子どもの特性や能力を踏まえた課題設定、教材準備、視覚提示や見通しを持たせるなどの発達支援を行い、不安要素を最大限取り除くことが、まず必要になる。子どもは、成功体験を積むなかで、自己をコントロールする力や適切に対人関係を保つ術を身に付けていくのである。

療育策定会議による治療の均質化

病棟では、職員が創意工夫し、その時々に集団を構成する子どもの課題を評価しながら、さまざまなプログラムを治療として提供してきた。療育プログラムとしては、「集団あそび指導」と「生活スキル指導」を基本とし、子どもの成育や社会性の発達に欠かせない基本的な遊びやしつけを計画的・構造的に組み込んできた。それに加え病棟単位で行うプログラムとしては、適切な対人距離を伝えるプログラム、思春期を迎える子どもに命の大切さや性的役割を伝えるプログラム、SST を取り入れたプログラム、自助グループ的要素を持つ小集団での交流会など、多くを工夫し実施してきた。

しかし、プログラムが多種多彩になると、同じ病院でありながら、病棟ごとに行う内容やその目的が異なる事態が生じた。また、手法や方法論、評価法が統一されず、比較検討が困難となるという問題も生じた。

そこで、2004 年から「療育策定会議」を発足させ、療育に関する評価や検討を一元的に行った。会議のメンバーは、病棟の活動を主として担う保育士・看護師を中心に、医師、心理士、PSW など多職種で構成されており、病棟で行っている療育プログラムの共有、その内容やねらい、手法の均質化、評価方法の統一を図った。評価については、後述する「あそび評価表」を用いて行い、一人ひとりの子どもにとって療育が治療的に機能しているのか、どのようなプログラムが適しているのか、必要になっているのかについても検討した。会議で検討された内容は、毎月行われる個々の子どものケースカンファレンスでも共有し、主治医や担当職員の意見も交え、その後の治療計画に反映させることになっている。

2017 年 6 月の現センター移転以後、職員の配置転換などもあり、より効率的な療育運営が求められるようになっている。そこで、併設されている特別支援学校と連携して授業時間の調整を行い、年齢、特性、発達段階、治療目的に応じたプログラムを提供できるようさらなる工夫を行っている。

現在、療育活動は、「病棟療育」「専門療育」「あそび臨床」という 3 つの柱から構成されている。

「病棟療育」では、病棟で日常的に子どもに接する職員が中心となって、日常生活の自立スキル、買い物などの社会的マナー、日々の健康管理などについて確認、評価を行っている。

「専門療育」では、年齢や特性、発達段階によってグループ分けされた小集団活動を行っている。主に保育士が中心となって計画的に企画運営し、構造化された環境で集団遊び指導やSST、和太鼓演奏、知的障害を伴う自閉症児を対象とした集団プログラムなどを行っている。

「あそび臨床」では、病棟やグループの垣根を越えて、全入院児、全職員で取り組む大集団活動を行っている。

子どもは、先に述べた入院後2週間を目途に行うアセスメントを踏まえ、何らかの療育活動に参加することになり、子どもによっては複数のグループに参加していく。この3つの活動を柱とし、重層的に療育活動を展開している。

あそび評価表

療育の体系化を進めるなかで、集団療育による治療効果をどうやって測定していくかということが課題となった。既存の評価尺度には適当なものが見当たらなかったこともあり、病棟に勤務する保育士や児童指導員が中心になって、入院中の「遊びを中心とした集団療育」による、子どもの行動やスキルの変化・成長を客観的に評価する「あそび評価表」（図2）の作成を行った。

評価表は、集団療育場面に必要な基本的な5つの評価項目、「集団規模」「ルール理解」「協調性」「役割分担」「トラブル対処」と、余暇場面での2つの評価項目、「発達段階」「対人行動」を合わせた7項目により構成されている。さまざまな集団療育のプログラムを子どもの治療状況に応じ計画的に提供して効果的な支援を行うことで、子どもが集団に適応していく技能の向上を図り、不適応行動の減少につなげるといった療育の治療効果を示す指標として活用している。

毎月、複数職員によって評価を行い、ケースカンファレンスを通してそれを共有することで、治療者の視点や支援ポイントの明確化、対応の統一が可能となり、入院治療の円滑化や短縮につながっている。

「あそび臨床」活動

「あそび臨床」は、療育活動における3つの柱の一つである。当センターでは子どもの成育を支える「あそび」を積極的に治療に活用することを目的に、

2020 あそび評価表

（　4階　）病棟　　氏名（　あきら　）　評価者（　大里・城山　）

入院日 2021. 4/16	5月	6月	7月	8月	9月	10月	11月	12月
Ⅰ－(1) 集団規模	5・4・3・②・1	5・4・③・2・1	5・4・③・2・1	5・④・3・2・1	5・④・3・2・1	⑤・4・3・2・1	⑤・4・3・2・1	5・4・3・2・1
(2) ﾙｰﾙ理解	5・4・3・2・①	5・4・3・②・1	5・4・3・②・1	5・4・3・②・1	5・4・③・2・1	5・④・3・2・1	5・④・3・2・1	5・4・3・2・1
(3) 協調性	5・4・3・2・①	5・4・3・2・①	5・4・3・②・1	5・4・③・2・1	5・4・③・2・1	5・4・③・2・1	5・4・③・2・1	5・4・3・2・1
(4) 役割分担	5・4・3・2・①	5・4・3・2・①	5・4・3・②・1	5・4・3・②・1	5・4・3・②・1	5・4・③・2・1	5・4・3・②・1	5・4・3・2・1
(5) ﾄﾗﾌﾞﾙ対処	5・4・3・2・①	5・4・3・②・1	5・4・3・②・1	5・4・3・②・1	5・4・③・2・1	5・4・③・2・1	5・4・③・2・1	5・4・3・2・1
Ⅱ－(1) 発達段階	5・④・3・2・1	5・4・③・2・1	5・④・3・2・1	5・④・3・2・1	5・④・3・2・1	⑤・4・3・2・1	⑤・4・3・2・1	5・4・3・2・1
(2) 対人行動	5・4・3・②・1	5・4・3・②・1	5・④・3・2・1	5・④・3・2・1	5・④・3・2・1	5・④・3・2・1	5・④・3・2・1	5・4・3・2・1
合計（点）	12	14	19	21	23	27	26	
前月よりの増減	—	＋2	＋5	＋2	＋2	＋4	－1	

Ⅰ．あそび療育活動（小学生活動、病棟全体活動、合同療育、センター全体行事）について

（1）集団規模別参加状況

1　集団活動に参加できない。（個別療育・概ね見学含む）※既存の集団に入る前段階の２～３名あそびも含まれる
2　病棟内の同年代集団（５～１０名程度）での活動に参加できる。
3　病棟単位集団（中学生を含む２０名前後）での活動に参加できる。
4　小学生合同活動など、病棟の枠を超えた同年代集団での活動に参加できる。
5　キャニングクラブ行事など、センター全体での活動に参加できる。

（2）ルール理解

1　まったくルールが理解できず、あそびの中でもルールが守れない。
2　部分的にルール理解はしているが、あそびが始まると忘れてしまいがちで、終始個別の指示が必要。
3　ルール理解は不十分だが、活動リーダーや職員の個別の指示があればそれに従って動くことはできる。
4　ルール理解は概ねできており、活動リーダーの全体指示や周りの動きに合わせて行動することができる。
5　導入部の説明でルールが理解でき、あそびの中でもルールに沿った行動を自発的にとることができる。

（3）協調性

1　逸脱行動が目立ち、集団に合わせた行動が取れない。
2　消極的、追従的だが、集団から外れることはない。
3　職員の支援があれば、集団に合わせた行動が取れる。
4　概ね自発的に集団に合わせた行動が取れるが、時々職員の支援が必要となる。
5　自分で周囲との折り合いをつけることができ、積極的に集団に合わせた行動が取れる。

（4）役割分担

1　終始個別の対応が必要であり、メンバーとしての役割も果たすことができない。
2　メンバーとして参加するが、適宜職員の支援が必要。
3　メンバーとして行動することができ、子どもリーダーの指示にも従える。
4　職員の支援があれば、リーダー等の役割を果たすことができる。
5　リーダーの役割を理解しており、自発的にリーダーとしての行動が取れる。

（5）トラブル対処能力

1　自分からトラブルを起こすことが多く、大人の介入・支援があっても解決できない。
2　トラブルになることが多く、大人の介入・支援で解決できる時もあるが、解決できない時もある。
3　トラブルは生じるが、大人の介入・支援で解決や回避ができる。
4　時々トラブルは起きるが、概ね自分で対処でき、解決が困難な時は大人の支援を求めることができる。
5　ほぼトラブルは生じない。また、トラブルになったとしても自分から回避や対処行動をとることができる。

Ⅱ．子どもの全体像について（日常生活で評価）

（1）あそびの発達段階

1　遊べない。自室や廊下をウロウロしている。
2　１人では遊べる（ｱｲﾛﾝﾋﾞｰｽﾞ・工作・ﾌﾞﾛｯｸ等）。また、他の子どもが遊んでいるのを見ている（傍観あそび）。
3　同じ場所でブロックあそび等をするが、相互に干渉することなく、全く別々のあそびを展開する（並行あそび）。
4　砂場あそび、ままごと等、道具の貸し借りをして、協力して遊ぶ（連合あそび）。
5　オニごっこ、ドッジボール、野球、サッカー等、決まったルールや役割分担がある中で遊ぶ（共同あそび）。

（2）対人行動

1　１人あそび、もしくは、大人とならあそびが成立する。
2　支援があれば、子どもとの１対１でのあそびが成立する。
3　支援がなくても、子どもとの１対１でのあそびが成立する。
4　支援があれば、複数名との子どもとのあそびが成立する。
5　支援がなくても、複数名の子どもとのあそびが成立する。

図２　あそび評価表

「あそび臨床」として大規模集団活動を行っている。「あそび臨床」には、子どもだけでなく、何らかの形でセンターの全職員が関わり、多職種連携の実践の場にもなっている。

入院期間の短期化、治療の効率化に伴い、年間を通じてどの時期にも入退院する子がおり、病棟における子ども集団は常に不均一な集団となっている。そのなかでも、子どもたち一人ひとりに応じた発達を促し、いずれ退院した後に地域で活用できる対人スキルや集団行動スキルを養う治療を提供していくことが求められる。

対人関係が未熟で、さまざまな理由から地域で十分な経験を積むことができなかった子どもが入院対象となるため、子ども同士だけでは集団活動は成立しない。そのため、子どもと同じ目線で自ら楽しみ、健康的なモデルを提供できる職員の存在が重要となる。日々行われる病棟の療育活動や余暇の時間と同じように、大規模集団の活動においても、子どもが思わずまねしたくなるような「夢中になって遊ぶ大人」の姿が必要になっている。

かつて求められていたように「子どもの自主性や主体性」を掲げて大人が見守っているだけでは、今の子どもは右往左往してしまう。万全な下準備やお膳立てをしたうえで、職員が子どものモデルとなって率先して遊びや活動を楽しみ、子どもを夢中にさせながら少しずつ支援量を減らしていくという手法が必要となる。それは、大型行事の運営でも求められるようになっている。

プログラムとしては治療キャンプやセンター祭（年に１回行われる子どもを中心とした催しで、退院児の同窓会的役割、地域との交流の場にもなっている）、年度当初に新規職員や教諭の紹介と親交の場となるゲーム大会、年度末に子どもたちが主体となって企画運営を部分的に担うあそび大会（季節に応じて、こまや凧揚げといった懐かしい伝承遊びが盛り込まれることも多い）などがある。プログラムによっては家族が見学する機会もあり、参加する子どもにとっては、日頃の治療の成果を発揮し、自身の成長を確認できる貴重な晴れ舞台にもなる。

まだまだ経験が乏しく、参加することに自信を持てずに強い不安を示す子もいる。そういった子でも、視覚支援や不器用さを補う支援ツールの準備から、グループ編成、活動内容、事前準備の手順に至るまで、子ども一人ひとりの支援を見直し整理しながら活動を行うことで、すべての子どもが大集団活動に参加し成功体験を積めるよう工夫している。すなわち、「あそび臨床」の取り組みは、職員同士が子どもの指導技術を学び合い、継承する貴重な機会にもなっている。

また、企画・運営については、準備やセンター内外の関係部署との連携、緊急時や不測の事態での対応まで、活動当日以外のことも長年の経験が蓄積され文書化されている。そのため、マニュアルに沿って企画・運営を行えば、比較的経験の乏しい職員が中心となって活動を進めても無難な運営が可能となる。一方、マニュアルの功罪は大きく、一つひとつの準備がどうして必要なのか、大人の働きかけで子どもにどのような影響があるのかといった、現場でしか実感できないような本質的な意味までを継承することは、むしろ困難になっている。重要なのは、職員一人ひとりが自ら考え、子どもと共に活動に取り組む姿勢、さまざまな局面で試行錯誤しつつ共に乗り越えていこうとする姿勢である。そのため、活動内容を常に見直し、時に活動自体を刷新し、新たな活動を企画運営することが必要になる。

「あそび臨床」は、当センターで体験できる集団規模の最も大きな「療育」として療育体系に位置付けられている。

病院運営に関わる大人も参加することで、時には総勢200名にも迫る大集団となり、子どもたちは普段関わることの少ない他部署の職員や異年齢の子とも言葉を交わし、一緒になってさまざまな活動に挑戦する。年長児が年少の子を気遣う姿や、消極的な子が周囲に合わせて精一杯背伸びをする姿を見せるなど、普段の病棟生活では見ることのできない子どもの一面にも触れることもできる。子どもにとっても貴重な体験となり成育の機会となる。いずれそれらの体験が、退院後の地域生活に役立っていくと考えている。

入院治療における療育が目指すもの

遊びは子どもの育ちを支える大切な栄養素と言われる。また、人が生まれ持った好奇心を充足させようとする行動でもある。そのため、遊びは、本来、子どもから自然発生的に生じるものであり、それ自体が楽しく、別の目的のために行われる手段となるものではない。また、子どもの遊びが成立するには、時間・空間・仲間という3つの「間」が必要と言われている。

空間・仲間という3つの「間」が必要と言われている。

これまでにも述べてきたように、入院治療で出会う子どもたちは、地域生活において他者と適切に関わり、上手く遊べた経験の乏しい子どもの集団である。入院当初は、自ら適切に遊びへ参加できる子は少ないし、集団へ参加すること自体を拒否して自室にこもってしまうことも珍しいことではない。3つの「間」を適切につかむことができなくなっている子どもたちなのである。

そのため、当センターの入院治療では、療育を治療の一環として位置付け、一人ひとりの子どもに応じたプログラムを作成して提供してきた。子どもが少しでも安心して活動に参加できるよう、大人との1対1関係を大切にし、さまざまな工夫を凝らしてはいるものの、子どもによっては「させられた」「面倒くさい」と感じる子もいる。職員には、彼らがいずれ自ら「遊びたい」「やってみたい」と思えるような療育プログラムを提供できるよう、絶えず遊びや課題の研究、指導技術の研鑽を深めることが求められている。

最初は、構造化され、大人の手厚い支援がある療育活動でなんとか遊ぶことができていた子が、さまざまな活動で成功体験を積み「仲間と遊ぶことが楽しい」と感じ、病棟での余暇にも自然と仲間を作って遊べるようになる。その体験が、退院後の地域生活にも広がっていくこと、それが、われわれが目指す療育の姿である。

2. 治療キャンプ

入院治療における治療キャンプとは

治療キャンプは、あすなろ学園が開設された頃より続いてきており、その時代の病棟治療の縮図となっている。

古くは、離島や山中で、食料や最小限の荷物を持ち込んで1週間程度過ごすこともあった。その頃のキャンプは、自分たちが使うトイレを掘って作ることから始まり、フィナーレとなるキャンプファイヤーでは、子どもの家族も交えて彼らの成育を確認し、職員と家族が一緒になって日々の治療について熱く議論を交わしたという。大小さまざまな規模の治療キャンプがあり、すべての子どもと職員が、何かしらのキャンプに参加していた。キャンプを通じ、職員は子どもと「生きる」ことに向き合ってきたと言える。

現在、そこまでのことはできないものの、センター移転後も規模や期間を縮小しつつ治療キャンプを継続して行っている。治療を目的としているため、単なるレクリエーションにはとどまらない。現在は、入院している子どもたち全員がキャンプに参加することはなく、年齢、発達段階、治療の進捗状況を踏まえ、治療目的を明確にして行う形式をとっている。

限られた時間のなかで最大限の治療効果を引き出すため、治療キャンプはテーマを明確に設定し、細かくプログラムを構築して実施している。遊びの体験を目的とするのか、集団の結束力を高めることを目的とするのか、はたまた、負荷のかかる場面で「暴言・暴力を軽減する」という目標を設定するのか、その時々に入院している子どもの動向を見極めて決定していく。

病棟にいる子どもには、入院の時点で主治医から何かしら治療目標が伝えられており、個人差はあっても、彼らなりに理解している。ところが、日々の生活でそのことを強く認識している子どもは少ない。一方、期間が決まっている治療キャンプでは、参加する子どもにも自分がどうなりたいか、目標設定をどうしていくかをより明確にすることを求める。例えば「イライラしても怒らない」、あるいは「他の子たちと仲良くなりたい」「活動を通して自信をつけたい」など、職員も助言をしながら動機づけを明確にしていく。そうして取り組んだ活動すべてが、日々の病棟生活やその後の治療にもつながっていく。

キャンプ場は、以前に比べ驚くほど快適に過ごせるようになっている。冷蔵庫、シャワー、風呂、バンガローには薄いものだが布団もあり、時にはウォッシュレットやクーラーまで備えられている。それでも、全日程が終了したとき、子どもも職員も疲れ切っている。その姿を見ていると、いかに病棟が守られた空間であるかを思い知らされる。ただ、それにもまして、多くの子どもや職員には心地良い達成感があり、見違えるような変化を示す子どもがいることにも感動させられる。

キャンプ活動の実際

近年は、10名前後の子どもを対象に、2泊3日の行程で治療キャンプを行っている（定床80床）。1日目は職員を頼りにキャンプの雰囲気に触れるだけで、プログラムをこなすのに精一杯だった子どもが、2日目になるとグループの他児らと頭を突き合わせて相談し、少しずつ積極性を持って活動に取り組む様子が見られる。そして、3日目の朝にはその顔に疲労を浮かべる者も出てきて（これは、職員の方が多いのだが）、最後のひと踏ん張りをして帰路につく。いつもは空調のきいた快適な環境で生活を送っている子どもやわれわれにとって、丁度よい日程だと考えている。

キャンプ活動開始にあたっては、あらかじめキャンプ担当職員（日々の療育を担当する保育士、看護師、指導員、心理士、地域連携職員など）と各々の主治医とで、治療上参加が適当な子どもを選定する。

その後、子どもと「やくそく」という形で治療契約を結ぶことから、キャンプ活動をスタートしていく。「やくそく」は、事前に作成した個人データ表を基に、活動の個人目標として設定している。活動責任者と子ども本人が個別に面談を行い、キャンプへの参加意思と「やくそく」の確認を行い、契約書を記載していく。普段は職員の話を聞き流している子どもも、このときばかりは緊張感を漂わせ、引き締まった表情を見せる。ただ、子どもによっては、自信の乏しさや見通しの立ちにくさから、「やくそく」を受け入れにくいこともあり、そのときは、可能な範囲で本人の意思を尊重して修正を図る。これら一連のやりとりで、子どもは自らの課題を認識し、主体的に日々の治療にも取り組むようになる。

個人データには、行動上の特徴、身体機能や運動面の特徴、独特な興味、活動中に予測される行動とその対応などが記載されており、日頃関わりが少ない職員でも子どもの状態が把握できるよう工夫している。

キャンプの事前活動は、当日の約1か月半前から計10回ほど実施する。1グループは4～5人の子どもと2人程度の職員で構成されており、キャンプ当日も同じメンバーで活動を行っていく。活動内容は、簡単な自己紹介に始まり、グループ内での役割分担、夕食の献立や食材決め、実際に火をおこしてのカレー作り、寝袋やテントの使用体験、長距離歩行、グループ発表の練習など、キャンプ当日に行う活動を一通り体験できるようになっている。事前活動に参加することで、新しい体験に極端な苦手さを示す子も、キャンプ当日の活動に見通しを持って取り組むことができるようになる。また、事前活動の段階からできるだけ特定の職員が関わり、子どもたち一人ひとりの特性や能力を知っておくことで、当日の支援が行いやすく、グループの結束力を高めていくよう働きかけることも期待できる。

事前活動の様子を見てみよう。

キャンプの一大イベントである登山に備えての歩行練習。落ち着きなく動きまわる子は、開始当初から元気よく、列を乱し、おしゃべりも止まらない。ところが、活動を終えて病棟に戻る頃には疲労困憊し、列の最後尾で職員に助けてもらっている。また、別の子は暑さや疲労から、徐々にいら立ちを募らせ暴言を吐いている。しかし、事前練習を繰り返し行うことで子どもにも見通しがつき、それとともに不適切な言動は減少し、当日の山登りに臨んでいく。

キャンプ当日は、事前に子どもに提示されたスケジュールに沿って活動が進められる。子どもはスケジュールと個人目標が記載された評価表を常に携帯し、自らの課題を確認しながら活動に取り組む。評価内容は事前に決めた「やくそく」に沿って行い、活動ごとにグループ担当職員と細かく評価を繰り返すことで、子どもの認識も高まり成功体験を積み重ねていくことにつながる。職員もほめて、励まし関わる場面が増え、子どもとの良好な関係が築かれ、一度失敗したとしても次は頑張ろうという前向きな姿勢が、子どもと職員の双方に芽生えていく。評価については、キャンプ当日だけでなく、事前活動中からも同じように行っていくことでより有効になる。

病棟にいるときは、同年代集団で安定した対人関係を保つことが困難だった子どもが、登山やサイクリング、グループ活動を通じて耐久力や忍耐力を養成し、キャンプメンバーの一員として集団への帰属意識を高めていく。時に、普段では見られないような、他者への配慮を示す子どもも出てくる。登山中に下を向いている子に「もう少しだから頑張ろう」と声をかけ、調理で手間取っている子には「貸してみて。こうすれば上手くいくよ」などと助言する姿も見られるのである。

プログラム後半には、疲労が目立ち些細なことでいら立つ子や、活動の取り組みが消極的となる子も出てくる。彼らには、活動の合間に設けられている休憩時間に、別の何かに気を取られて休息できないといった様子が共通して見られる。そのため、休息についても具体的に指導し、プログラムとして意識的に行っていくことが必要となる。「今から、バンガローで休憩します。音楽が終わるまで、みんな目を閉じて仰向けになって下さい。隣の人に当たりませんよね。少しずつ、身体も気持ちも楽になってきましたか。耳を澄ませば、虫の声、川のせせらぎ、風の音が聞こえますね」といった具合である。

職員も一緒に横になることで、子どもも同じ行動をとりやすくなる。ここでも大人がモデル提示することの重要性が感じられる。治療キャンプへ参加する子どもにとっては、「適度に休息する」こともプログラムとして明確に提示することが必要となる。

治療キャンプの意義

われわれの病院で行っている治療キャンプ最大のポイントは、子どもの意思を尊重し、「治療契約」を結んだうえで活動に参加することにある。

普段の入院生活では、「暴言・暴力」や「自傷」によって自らの思いや不安・焦燥を表出してくる子どもに、職員は改善すべき治療課題として行動化を意味づけ、時には行動制限も行って、より適切な表出へ導いていこうとする。こうしたやりとりは、大人からの一方的なものとなりがちで、常に細心の注意を払うことが求められる。一方、治療キャンプでは、子どもの思いを「やくそく」という分かりやすい形で治療目標に反映させることで、職員との治療共同体を作っていく。

これまでに多くの失敗体験を積み重ねてきた子どもにとって、キャンプは成功体験を積みながらさまざまな活動を実践できる場でもある。彼らが活動を通じて多くの達成感を得るためには、自ら取り組んだという実感が必要であり、一人ひとりにとって適度な負荷になる課題を設定していくことが重要になる。そのため事前活動を含め綿密な計画と準備を行う必要があり、それに基づく活動を行っていくことで、キャンプ当日には程よい負荷を感じつつも、山登りやキャンプファイヤーでのグループ発表を成功させることができ、子どもの自信につながっていく。

また、治療キャンプは、職員にとっても大きな学びの場になる。確立されたプログラムを用いれば、初めて治療キャンプに参加するという職員が半数を占めていても、活動を行っていくことができる。そのなかで経験豊かな職員から経験の浅い職員へ、治療技術の伝達が行われていく。また、キャンプの場では、病棟より限られた人員ですべての活動を遂行することが求められる。そのため、子どもの安全を確保しつつキャンプを成功させるには、多職種間での技術交流や治療観の共有をより緊密に行うことが必要となる。まさに、職員個人の治療技術向上のみならず、多職種の相互協力によるチーム医療の質の向上にもつながっていくのである。

治療キャンプ当日は、固定された職員と子どもが2泊3日の日程を共に過ごすことになる。24時間以上、固定した関係のなかで寝食を共にする。病棟は交代勤務で治療を提供しているため、家庭や地域では当たり前のこの営みを体験することはきわめて稀となっている。一日を通して彼らと過ごすことで、いつもと異なる子どもの姿や職員自身の変化にも気づくことができる貴重な機会になる。一日のなかでも子どもの気分は疲労などに容易に影響される。その変動に職員がどうやって対応を合わせていくか、普段のような閉鎖空間ではない場所で安全に配慮しながらどうやって子どもを活動に参加させていくのか、職員自身が疲労や焦燥を感じたときに限られた人員でどう対応していくのか、などを考えなければならない。交代勤務でない状況には、ある種、追い詰められ感があり、それは、入院以前に保護者をはじめとした主たる養育者が抱いていた感情に通じるものがある。各職員が頭では分かっているつもりでも、実際に体験することで、その後保護者と向き合ったときに、それまでと異なる配慮が可能になると考えている。

治療キャンプには、さまざまな治療技法が集約されており、子どもも職員も互いに貴重な体験を積むことができる。子どもと職員が共通の目標達成に向かって活動に取り組むこと自体が、キャンプの場を子どもの成育の場としていくことになるのである。

第3節　医療連携課の役割について

1. 医療連携課とは

当センターには医療連携課という現在総勢9名から成る、主に他の医療機関や関係機関との連携、院内のさまざまな調整役を担う課が設置されている。職員の内訳（2020年〔令和2年〕12月現在）は、PSWである課長以下、福祉職5名（うちPSW有資格者3名）、その他4名の構成になっており、職種は年度ごとに流動的である。

業務内容は、多岐にわたっている。具体的には、精神科初診予約電話を受信（整形外科は外来看護師が行っている）し、症状など概要の聞き取りを行い、その際の緊急性の有無の予備判断（その後医局におけるトリアージ会議で最終判断を行う）を行っている。病棟勤務経験者や心理職員を配置しているため、緊急性の予備判断などを委ねることができている。初診時の予診聴取も任されて、聴取内容をマニュアル化しているが、上記の経験や資質が生かされている。通院歴のない事例も対象に含めた電話相談も毎日担当を決めて行っている。また、入退院調整会議（詳細は以下に述べる）を主導して開催している。また、家族や他の医療機関との連絡と入院調整、病棟との入院調整（これは医師の負担を大きく軽減している）、親との入院意思の確認から入院中の生活や入院手続きなどの説明、入院予定日の連絡まで、入院準備の万端を整えている。入院中には児童のケースワーク、病棟行事や病院行事の親や関係機関への連絡、テスト通学の日程調整やその際の地元校での情報の収集などを行い、企画部門としての役割も担っている。さらに、広報担当としての役割もあり、センター主催の定期的な講演会やシンポジウムの準備や運営を行い、さまざまなリーフレットやセンターからの広報誌などの作成と配布も行っている。実習や施設見学やボランティアの受け入れの窓口にもなり、見学者への病院概要の講義や説明も任されることが多い。このように、関係機関とのネットワークを構築するだけではなく、病院内では、各部署・専門職種間の連携を図っており、当センターの大きな強みである多職種協働の効果を最大限発揮するための課であるとも言える。

2. 入退院調整会議について

入退院調整会議では、医療連携課が主導して毎週30分程度、病棟師長、病棟療育責任者、管理職員、医師だけでなく、各部署の責任者、分校教頭、分校コーディネーターなどが参加し、入退院の調整を行う。

具体的な内容を紹介する。新規入院予約患者のサマリーを外来主治医が読み上げて紹介し、入院する場合の病棟を決定する。次に入院待機している子どもの緊急性の判断や入院順を議論し、入院予定日を決定して病棟の承諾を得る（あらかじめ病棟師長と医療連携課職員が根回ししていることが多い）。さらに各病棟の退院予定の子どもの予定日やテスト通学の開始予定などの情報共有、退院した子どもの治療経過の報告などを行っている。

入院そして退院について、他の病棟の情報も共有し、多くの部署の職員にも知ってもらい、センター全体で入退院に対して責任を共有することができている。

併設した特別支援学校のクラス編成に影響するだけでなく、配置教員数やクラス数は入院児童数で変化するため、年度替わりの時期には入院児童数が大きく減少しないよう調整している。このような理由からも学校職員が参加する必要がある。

3. 病棟における医療連携課の役割

入院している子どもには全員に、担当看護師だけでなく、医療連携課のケースワーカーにも担当制度が敷かれており、必要時には子どもにも直接関わっている。病棟のケースカンファレンスには必ず参加し、子どもの特性や状態を把握し、家族や学校等関係機関との連絡の際にはそれらに配慮した情報共有などを行っている。

市町の子ども家庭担当者と連絡を取り合い、親や家庭の状況や入院中のその変化を把握し、それを主治医や病棟職員と共有している。また、特別支援学校と地元校との連絡の仲介をし、情報交換にも立ち会うことが多い。テスト通学（退院前に数週間から数か月、院内併設の特別支援学校に籍を置きながら、平日は家庭に外泊して地元校に通学し、週末に病院に戻る形の試験登校）前に開催される関係機関との関係者会議の日程調整と進行管理を行う。テスト通学中の地元校での情報収集など、子どもに関するあらゆるケースワークを行っている。

簡単に前述したように、家庭訪問事業も医療連携課が中心となって実行している。当センターでは、すべてのケースにおいてではないが、退院に先立って主に担当看護師と医療連携課の担当が家庭訪問を行っている（若手医師にも同行を勧めている）。目的としては、生活環境や家族関係を把握すること、退院後に備えて気持ちを落ち着かせる部屋やスペースなどの確認を行うこと、その他さまざまな助言を行うこと、地元の学校にも訪問し、通学路や教室の位置や休憩スペースの配置の確認など、地元の学校とのさまざまな調整を行うことなどである。地元の学校の教員や家族らの具体的な不安を受け止めて相談に応じ、退院後の継続的な支援に役立つ関係を作ることなども重要な作業で、これも医療連携課が中心となっている業務である。

4. 医療機関、教育・福祉機関、地域との連携

医療連携課はその名が示すように、地域の医師からの患者紹介や、精神科病院・クリニックとの連携、専門的な相談の窓口としての役割も当然有している。特に隣接する国立病院機構三重病院との連携は緊密に行われ（元々三重病院、児童相談センターの隣接地に当センターを開設することで、この地区を子どもの心身の医療福祉の拠点とするという県の方針によって、統合移転が行われた）、三重病院小児科からの転院希望や当院からの小児科などへの受診の際の調整を図っている。

成人を治療している精神科医は、時に子どもを診察することを躊躇し、あるいは受診した子どもに専門的な治療を受けさせるために、当センターの外来治療や入院治療の依頼をしてくることがたびたびある。逆に、当センターでの治療対象として適当ではない場合や、18歳を過ぎていて成人対象の精神科へ転院する場合などは、医療連携課の出番となる。

教育との連携は非常に重要であるため前にも多少触れ、この後さらに詳細に触れるが、主に病院と特別支援学校（ここではあすなろ分校；分校とする）との協同のために開催される、センター・分校運営会議や、職員レベルでの連絡会議であるセンター・分校連絡会議も主催している。さらに、新たに入院してき

た子どもについての２週間アセスメントが終了したのちに分校の教諭に対して行われる新患紹介にも参加し、家庭の状況などを報告している。

当センターは児童福祉法に基づく福祉機関でもあるため、被虐待児童や家庭で養育困難な重度重複障害や強度行動障害の子どもなど、児童相談所から措置されて入院している子どもも少なくない。そのため児童相談所との連携も欠かせず、この分野でも医療連携課が中心的に関わっている。外泊や三重病院など他院受診時、子ども同士のトラブルや事故の際など、措置児童に関しては児童相談所を通じて保護者に連絡を取る必要が生じ、医師や病棟看護師に代わって連絡することも多い。また、児童養護施設や知的障害児施設など児童福祉施設に措置中の子どもも常に何人か入院しているため、施設との連絡調整も必要であり、ここでも医療連携課が機能している。

第４節　地域支援課の役割について

1. 発達総合支援部地域支援課とは

当センターは、子どもの心と身体の専門病院としての機能を求められていることに加えて、地域を支え、地域を育てる役割も担っている。地域支援課は、理学療法士、作業療法士、言語聴覚士が中心となり整形外科領域の支援を担う地域支援担当と、保育士が中心の児童精神科領域の支援を行う市町支援担当の２つの部署から成り立っている。

三重県は南北に長く、紀南地区といわれる尾鷲市・熊野市以西の地域は交通の便も悪く、医療体制も十分とは言えない。そのため、整形外科による地域支援は、このような医療機関が不十分な地域への巡回による直接的な治療と、特別支援学校や地域の医療機関を訪問し、デモンストレーションを行うことで小児リハビリの専門家を育てることの２点を目的として業務にあたっている。

2021年（令和３年）１月現在、地域連携課には理学療法士２名、言語聴覚士１名、作業療法士１名、心理士１名が配属されている。市町支援課は、保育士１名、福祉技術職員２名（うち１名は心理士）、教員１名、事務職員１名、嘱託職員２名、計７名の構成である（2021年〔令和３年〕３月現在）。これに当センターを定年退職した保育士で、後述する「CLMと個別の指導計画（以下CLMとする）」の作成に中心的に関わった職員が設立し、現在も主導するNPOの職員2名も机を並べ、指導的な役割を果たしている。

児童精神科の分野（市町支援）では、あすなろ学園の頃から、「途切れのない発達支援システム」を構築するため、①各市町に発達総合支援室・機能の設置、②みえ発達障がい支援システムアドバイザー（以下アドバイザーとする）とCLMコーチの養成、③「CLMと個別の指導計画」による保育所・幼稚園での早期支援を行ってきている。三重県内において、保育所や幼稚園で発達に課題がある「気になる子ども」に対して、その地域で早期に介入して課題を解決し、問題行動の発生を予防することで、子どもを取り巻く環境を改善し、そのノウハウを途切れなく学校に引き継ぐことで、その後の適応を良好にしていくことを目的として活動している。また、それらの情報は当センター初診時に治療に役立つよう事前に送付され、また初診後の情報はその地域の窓口やアドバイザーに送られ、連携に役立てている。

①については、県内の29市町で保健・福祉・教育部局を一元化し、発達支援窓口（ワンストップ窓口）を設置するにあたり、センターの市町支援課が助言し、その後も助言支援を行っている。

②は、保健師、保育士、教員を各市町から基本的に1年間当センターにおける研修に派遣してもらい、アドバイザーとして養成し、各市町に復帰後は、ワンストップ窓口などで中心的な役割を担ってもらう人材を育成するシステムである。修了者には県知事より「みえ発達障がい支援システムアドバイザー」の資格が与えられる。CLMコーチは当センターで6か月の研修を行い、主にCLMの活用法を学び、当センター長からCLMコーチの資格を受けるものである。派遣市町に戻ってからは保育所や幼稚園でCLMの普及とすでに活用している者のレベルの維持・向上に努める。

③は、あすなろ学園で開発された「CLMと個別の指導計画」を県内全保育所・幼稚園で普及させ、「気になる子ども」の課題のアセスメントとその解決を、子どもの通う保育所・幼稚園で円滑に進めると同時に、クラス作りや他の気になる子どもへの支援も同時に充実させることを目的としている。診断名をつけるためのチェックリストではなく、あくまでも子どもの行動の背景や課題をア

セスメントして問題解決を目指すものであることから、診断名をつけるための使用は禁止されている。

これらの支援によって、子どもたちが保育所や幼稚園で大きな困惑や混乱を感じることなく生活できるように、また幼児期から小学生へとスムーズに移行していけるように、地域から当センターに情報が伝わり、治療に寄与し、またセンターの治療や助言が地域に生かされ、途切れなく支援が行き届くことを目的に設置されている課である。

2. CLMと個別の指導計画について

『チェックリスト・イン・三重（CLM）と個別の指導計画』は、旧あすなろ学園における治療のノウハウを基に作成された。県内全保育所・幼稚園への普及を目指しているが、その普及率は2020年（令和3年）3月現在59%にとどまっている。

CLMは、保育所・幼稚園に通う「気になる子ども」を対象としており、「3歳児クラス用」と「4歳児クラス用・5歳児クラス用」の2種類あり、子どもの行動観察を行い、子どもの気になる点を頻度や程度によって4段階に分け、子どもの評価とその後の支援効果の指標とするものである。

個別の指導計画は、CLMによってチェックされた行動から特に改善したいものを選定し、行動が発生するときのエピソードを絞っていき、次にその要因分析を行い、2週間以内に成功できる目標を設定し、子どもへの具体的な支援方法を考えクラス環境を整えるための計画作成を指す。さらにそのような視点からクラス全体への支援へと広げ、その結果を評価することができる。こうして成果が得られるとさらに別の課題について目標を設定し、同様に解決に向けていくのである。つまり、入院治療を行うときと同様に、問題行動の背景にある要因を分析し、その改善のための計画を立て、実施し、結果を評価することを繰り返すためのツールであり、方法論だと言える。

これよって課題が改善されたとき、その具体的な支援方法は、小学校長やコーディネーター、養護教諭などを通じて、基本的に小学校にも引き継がれ、さらに市町の発達総合支援室などにも伝えられ、ケース管理が行われる。ただし、小学校への引き継ぎには地域差や学校間格差があり、市町によっては十分とは言えない現状にある。

3. 地域支援課（児童精神科）の役割

先述してきたように、市町に発達総合支援室や機関を設置する手助けをし、そこで中心的な役割を担うアドバイザーやCLMコーチといった人材を育成し、その地域で子どもを支え家族を支えるシステムを構築する役割を担っている。それとともに当センターと地域との強固な連携のネットワークを作り、子どもが二次障害などで苦しむときにはセンターを受診させ、センターからの情報を地域に伝え、子どもを支えるために活用してもらっている。時に子どもが入院すれば、退院後に地域で子どもを支えるネットワークの中心的な役割を担う機関の一つである市町の発達総合支援室と連携していく。すなわち、地域で途切れなく子どもを支援し、また医療機関入院によって支援が途切れないようにし、子どもや家族や教育機関をも支えるシステムを三重県中の市町に作っていく役割を担っているのである。

このように適切な早期支援を行うことによって問題行動（二次障害）の予防軽減ができること、保育所や幼稚園の職員の課題の要因分析力や解決能力を高めることによって、その保育所や幼稚園における職員の人材育成につながり、その結果他の児童への支援力・保育力が高まる。そのことで地域の子どもを支援する大人の養育力・支援力を高めることができるのである。

今後さらに、当センターの医師によって、地域の小児科医に向けて発達障害についての連続講座を開き、そのアドバイザーをコーディネーターにして、地域の療育機関や自閉症協会のペアレントメンターなども加えたネットワークで、小児科医師が中心となった発達障害システムを構築していく予定である。

第5節　学校教育と学校との連携について——主にあすなろ分校について

1. 三重県立かがやき特別支援学校について

かがやき特別支援学校は、隣接する国立病院機構三重病院に入院している児童を対象とした本校（緑ヶ丘校）と、センター草の実病棟に入院している児童の通う草の実分校、あすなろ病棟に入院している児童が利用するあすなろ分校から成る。センターへの統廃合によって、国立病院機構三重病院に付属した緑ヶ丘特別支援学校（三重大学医学部付属病院への訪問教育も担う）、城山特別支援学校草の実分校、津市立高茶屋小学校と南郊中学校のあすなろ分校が統合され、2017年(平成29年)4月1日に開校された。前身となっている各々の歴史は古く、それぞれ1956年（昭和31年）、57年（昭和32年）、67年（昭和42年）にまで遡り、長い伝統を有している。センター開設後は「センターオブセンター」の特別支援学校として、県内の特別支援学校や特別支援級の教諭への助言や人材育成を行う機能も有している。

特別支援学校は、県の子ども福祉部に所属するセンターと管轄が異なり、教育委員会管轄で、院内学級としての色合いは持つが、運営もセンターから独立している。本校（緑ヶ丘校）は三重病院隣接地にあるが、草の実分校とあすなろ分校はセンターの建物に一体化して隣接しており、関係は緊密であると言える。

入院対象に合わせて、本校と草の実分校は小・中・高の児童が対象であり、あすなろ分校は小・中の児童のみが対象となっている。校長が1名と各分校に教頭が1名ずつ配属されている。教頭を除く教員数は令和2年5月1日現在、あすなろ分校に32名、草の実分校には17名で、養護教諭が1名これに加わる。あすなろ分校のクラス数は、同じく令和2年5月1日現在、小学部11クラス（うち重複クラスが4）、中学部6（うち重複クラス2）となっている。学習レベルや支援の必要性の高さなどによって細かいクラス分けがなされている。

また、かがやき特別支援学校の地域支援コーディネーター（教諭に対する支援や指導を行う立場）が、地域の特別支援学校のコーディネーターなどと共に、外来事例に対して地域の学校の環境調整が不十分なときに、主治医からの依頼を受けて、その助言をするために在籍校に赴くプロジェクトも実行している。地域の学校の対応力を高めるとともに、地域の特別支援学校の対応力や指導力を高める目的のプロジェクトである。

2. 入院児童の教育について

子どもの入院治療において学校教育は、入院中の子どもにとっては学校が多くの時間を過ごす生活の場でもあり、子どもの成長にとっても欠かせないものであり、入院治療の両輪とも言える意味を持っている。入院してくる子どもは、家庭だけでなく、学校でもさまざまな傷を負って、長期に不登校状態に陥っていることが多い。いじめや学習の遅れだけではなく、子どもの特性ゆえに対人関係に行き詰まって孤立していることも、大人を信用できず行き詰まりを言葉で上手く伝えられず、すべてのことを自分だけの力で解決しなくてはならず追い詰められることもあっただろう。時には担任の言葉に深い傷を負っていることもあるだろう。そのため行動化し、友人関係を失い責められ、一層孤立を深めて学校に居場所を失い、引きこもってしまう場合も多かったろう。

そんな子どもたちが再び学校に足を向けるには、子ども自身の勇気や覚悟だけではなく、一人ひとりの事情や背景や特性に対してさまざまな配慮が必要になる。そのためには、子どもの生育歴を併設支援学校の教諭にも知ってもらい、子どもの特性や病理や負った傷も理解してもらわなくてはならない。病棟の職員が治療方針を共有するのと同様に、教諭にも同様の共有と対応の統一性が求められる。そのために、後述するように、教諭にも積極的に病棟に関与してもらっている。

クラス編成も個別のものから10人弱のものまで、子どもの特性や学習レベルに合わせて行われる。あすなろ学園時代は学年縦断的なクラス編成もされていたが、センター移転後に併設学校が特別支援学校になってからは（あすなろ学園時代は地域の小中学校の分校だった）それがなくなったことは残念である。

子どもがやがて地域の学校に戻るにあたっては、ある程度学習が追いつき、教室で授業を受けられるようになる必要がある。さらに集団で行動することが多い学校場面に適応するためには、対人関係スキルを身に付けてもらう必要もある。学校での生活は病棟における治療的な取り組みの成果を発揮する場であり、また学校で獲得したさまざまなスキルは病棟生活に反映されるのである。入院している子どもにとっては学校での生活も、まさに病棟と同様に治療の場だと言える。

子どもは入院すると、数日から数週間の短期入院を除いて（児童精神科ではこのような短期入院はほとんどない）、原則地元の学校から転校し、併設のかがやき特別支援学校に籍を置くことになっている。そのことによって支援学校では子どもにさまざまな支援を行うことが法的に可能になり、教員たちも自分たちの生徒として責任を持って関われるようになる。

前述したように、教育は子どもの治療にとって非常に重要な意味を持っている。家庭から社会の一部である学校に子どもが通うように、病棟という生活場面から学校という社会へ通うということは、子どもの成長にとっても、退院後の通学を円滑にするためにも必要なことである。そのため、一つの敷地内で、ほんの10メートルほどの屋上スペースが通学路であり、病院の出口で靴を履き替え、雨の日は濡れずに通れる通路もあるが、傘をさして分校に通わせるようにしている。そして分校の入り口では教員が子どもたちを出迎える。子どもはこのようにして「家」から「学校」に通っているのである。そのようにして生活場面との切り替えを行うことは実に意味のあることだと考えている。

3. センターと学校（分校）との連携手段について

分校と病院との連携はさまざまな機会、形、業種、レベルで形成されている。年2回の主に管理職レベルによるセンター学校運営会議、実務者レベルでのセンター学校連絡会議、さらに後述する子どもを通した現場の連携などが中核を成している。

季節ごとの行事などは各々が独立して計画を立てるが、時期や参加者の範囲などは主に連絡会議で調整を行う。センター祭やセンターシンポジウム、文化祭や修学旅行など大きな行事においては双方の職員が協力し合うようにしている。職員研修も各々独立して行われるが、双方の乗り入れを積極的に行っている。

毎週行われる入退院調整会議では教頭と地域支援コーディネーターも参加し、新たに入院対象になる子どもの詳細を把握し、また退院した子どもの退院時の状況や退院後の治療方針を共有している。

前籍校交流会は年3回行われている。子どもが入院前に在籍していた地域の学校の校長や担任などが来校し、授業参観し、子どもの現状について共有するための集まりである。担当看護師や医療連携課担当、時には主治医も参加して情報交換を行っている。

退院が近づくと前述したように関係者会議が開かれるが、ここでは主治医、担当看護師、療育担当の入院中の経過報告に引き続き、分校担任と復籍支援コーディネーターなどから学習状況や分校における配慮事項などが報告され、医療と教育の両面から、地域の学校や支援機関にそのノウハウを伝えるようにしている。

4. 入院している子どもを通じた連携

分校の教諭は、子どもの入院後の早い段階から直接子どもに関わっていく。入院前には前述したように入退院調整会議で子どもの概要を把握し、入院後2週間前後に病棟で開かれる2週間アセスメントに参加し、子どものより詳細な情報を把握する。その会議の決定によって、直後に病棟からの新患紹介を受け、会議終了数日後から数週間後には、主な科目の学習の進捗状況や学習能力を個別に確認する。病棟からは担当看護師と担当PSWが学校に赴き、2週間アセスメントの結果や子どもの特性や生育歴、治療方針などを学校教諭に伝える「新患紹介」を行う。その後毎月開かれる主治医ごとの病棟カンファレンスにも教頭あるいはコーディネーターの教員が参加し（時に担任と2名で参加）、学習の様子や学校での行動などの報告を行い、治療方針や具体的な行動制限などを共有することになっている。

このような準備を行ったうえで、子どもたちを基本的には1限のみから分校に通わせることが多く、徐々にスモールステップを意識しながら登校時間や頻度を増やしていく。これらのプログラムも子ども一人ひとりについて主治医と病棟職員と分校教諭が話し合って、そのステップアップのペースや行事への参加の是非などを取り決めていく。

分校の1限すら登校することが困難な場合は、教諭が病棟を訪れ、個別に遊んだり学習支援を行ったりしながら関係性を作ったうえで、放課後教師に会いに分校に通うなどして徐々に登校を促していく。子どもは大人との関係性の下で安心して病棟生活を送り、新たな課題に挑戦していくことができる。これは学校場面でも同様であり、この関係作りの時間は子どもと教諭の間でも重要であり必ず意識して持つべきものである。

ADHD、軽度知的障害で入院した小学生男子りょうたは、周囲からの刺激に弱く、不安やいら立ちを感じると周囲に暴言を吐き、それを注意されると職員にも教師にも暴言を吐き、時に暴力的になってしまうことがあった。幼児期に身体的虐待を受け、父親から母親へのDVを鮮明に記憶しているためか、職員から注意を受けると一層暴力がエスカレートしてしまう傾向にあった。知的にも軽度の遅れが見られたが、それでも本人は暴言を吐き暴力を繰り返すたびに実は自分を責めており、時には死ぬと言い、自分の首を絞めようとすることもあった。

病棟では、どのような時に暴言を吐き暴力に至るのかを観察し、前兆として気分の高揚が見られることが多いことが把握された。そのため気分がエスカレートしたときには職員が声掛けを行い、それでも治まらないときには自室に戻る、さらにクールダウン室を利用するなどのルールを本人と話し合って作り、図に表して本人に提示するようにしていた。徐々に本人自ら自室に戻るなどのクールダウンの方法を身に付けていった。当然分校でも行動化は著しく、病棟で作成したルールを参考に、休憩時間の設定や休憩室の活用を促すようにすることで、多少の行動の改善を見た。

入院前は教室からの飛び出しなどに教諭がほぼ1対1で対応していたが、椅子に座っての学習経験はほとんどなく、学習面では体育を除くと小1の初期レベルで、入院後も本人の学習レベルに合わせて授業を組み立てるが、10分と持続しないことが続いた。病棟カンファレンスで話し合い、必ずしも1限目からということにこだわらず、本人が得意意識を持っていた（実際は小1レベル）科目の授業から登校を始め、徐々に登校時限を増やすように工夫した。時限数を増やす際にも同様に、子どもが問題なく受けることができそうな授業から増やすなどして柔軟に対応した。分校では担任以外で関係性の良好な教諭ができるだけ本人に付くことで、子どもが安定して過ごせる時間も多くなっていった。そのうえで、担当看護師と分校教諭は授業数を増やすたびに額を寄せての相談を繰り返していた。

分校には、子どもが学校で興奮したり授業に飽きるなどして、休憩を要するときには「5分間休憩」のルールがある。何度か繰り返すことや、教師の裁量で時間を長くすることもあるが、それでも収まらないときには、病棟職員が迎えに行って病棟に戻り、自室で過ごすことになる。教諭はそののち病棟の担当職員にそのときの状況を詳細に報告している。先行きに不安を感じやすい子どもには、見通しを立てるために、教諭が病棟を訪れ、翌日の予定などを丁寧に説明することもある。

子どもにとって病棟という狭い世界で安定しているだけでは、退院後の生活へのつながりは十分とは言えない。病棟とは異なる空間で、異なる同年齢集団で、異なる生活内容で、異なる大人に囲まれて時間を過ごすことは、子どもにとって大きな体験であり、退院後の生活へ向けての大きな前進であると言える。それゆえ学校での生活は子どもにとってやはり治療の両輪だと言える。

5. 連携における課題

これらの院内学級などとのやりとりはどこの病院でも当たり前のことだろうが、当たり前であるがために実は難しいとも言える。病棟職員も分校教諭も専門家集団であり、各々が自尊心を持った集団である。一旦関係が崩れると、両者の意見は食い違い、双方が互いの意見に耳を貸さない状態に容易に陥ってしまう。そのため、さまざまな方法やつながりで連携を図っておく必要がある。つなぐ手が何本もないと、修正はきわめて困難になってしまう。これを維持するには両者が互いに尊重し合い、認め合うことが必要で、これが実に難しいことだと感じている。

学校が病院とは異なる部局に属しているということは、異なる指揮系統が存在し、時に両者の思いが引き裂かれる事態を招く。人事異動などに関しても、学校側の要望を病院側からも後押しするなど、指揮系統の違いを克服するべく協力することもあるが、時に立場や方針が食い違う事態が発生する。一例を挙げると、コロナウイルスによる感染症が猛威を振るって緊急事態宣言が敷かれたときに、病院は強く分校の休校に反対し、校長も緊急事態宣言発令前には引き続き分校の活動を維持する旨を理解し約束してくれていたが、県教育委員会の決定によって、それが覆されてしまった。分校の中でもさまざまな議論はあったようだが、教諭の自宅待機を余儀なくされ、他の学校同様に休校になってしまった。極端な例ではあるが、方針が大きく食い違った残念な経験だった。

また、三重県には県立病院が３施設しかなく、またセンターは児童精神科という専門性の高い診療科施設であるため、専門職員の転勤は稀で、特段の理由による離職（離職率は決して高くない）でもない限り、長く勤務することができる。しかし教諭は、分校も含めると20校近い県立特別支援学校やその他の県立・公立学校への転勤も多く、専門性を身に付けた教員が長く定着することは困難である。センターオブセンターの役割を担っているかがやき特別支援学校は、教員の育成の場でもあり、専門性を身に付けた教員を他の学校に送り出すことはこの学校の使命でもある。それゆえ教員の異動は必然で、分校にも子どもたちにもその負担が大きいと言える。核になる教員を長く配置するなどの工夫はされているようだが重たい課題であると言える。

さらに、その結果とも言えるかもしれないが、最近の傾向として、学習重視の姿勢が強まり、時に病院の求めるものとずれが生じることもある。「治療重視」の病院の基本姿勢と「教育重視」の学校の基本姿勢は、おのずと時に異なる方向に向かう。しかし学校という舞台でさまざまな傷を負ってきただろう子ども、あるいはそうでない子どもにとっても、学校で繰り広げられるさまざまな人間関係や体験は、時に学習と同様に意味のあることであり、その必要性は一人ひとり異なっている。学校におけるさまざまな成功体験は大きな財産となるのであり、学習以外にもそういった体験を提供する機会は、学校では豊かに存在するはずであると思う。一人ひとりに対してオーダーメイドの学習支援や機会を与える姿勢が学校にも求められるということは、共有すべき視点だと考える。

いずれにしても、前夜あるいは当日の朝の子どもの様子が学校に伝わり、学校であったトラブルや学校での様子が速やかに病棟に伝わるような日常的な関係性が形作られることが、連携においては最も大切かもしれない。その当たり前のことが、人が変わり、子どもが変わっても継続できるよう、互いが尊重しあえる存在であるべく専門性を高め、顔を頻回に合わせ議論できる機会を作り続けるよう努めなくてはならない。

コラム

子どもの発した言葉をどう捉えるか

入院治療において、われわれは子どもが行動や表情などだけではなく、言葉で自分の気持ちを表現できるよう心を砕く。ところが、子どもが言葉を発するとき、大人と同様、さまざまな思いや思惑や計算をしながら、相手や状況に応じて言葉を選んでいると気づかされる。虐待を受けていた子どもは、相手の表情や立場を見事に読み取り、時には従順な、時には支配者のような言葉を、相手に応じて発することがある。看護師には「疲れるから無理」と言いながら、退院決定をする主治医には「頑張る」と話すこともある。親への不満を述べていた子どもが、親の前では一切そのような素振りも見せず、かえって親には日頃甘えている職員への不満を述べていることもある。治療者は、裏切られたような気持ちになった経験を必ず持っていることだろう。

さまざまな辛酸をなめてきた子どもは、生きること、平穏な時間を過ごすことに必死になっていると考えられる。あるいは優しさや思いやりや遠慮から本音を語れなくなっているほど、これまで感情を出してきた相手が弱く、受け止めることができなかったこともあるだろう。

自分の気持ちを表現するようになったときに、子どもにも都合があり、配慮があり、思惑もある、そのため時と場合によって言うことが変わることは仕方のないことだと覚悟しておく必要がある。裏切られた、嘘をつかれたとむきになったり被害的になったりすることは、治療のうえで禁物である。

子どもの言葉、特にそれが重要な意味を持つ場合には、複数の職員がそれを確かめる、時間を変えて確かめるなど慎重な姿勢が求められるのはそのためである。

長く不登校の状態にあった子が、入院して分校に通いたい、あるいは登校時間を増やしたいと言い出したとき、手放しで喜ぶのではなくて、無理をしていないか、大人の期待におもねっていないか、複数回にわたって確認する必要がある。ルールを破ってそれを否定するときには、子どもが何を恐れているのかを考えなくてはいけない。

職員との関係性ができて病棟生活も充実しているはずの子どもが、親に入院中の生活や職員のことを悪く言うようであれば、もちろん病棟生活や関係を再考する必要はあるが、それ以上に、親に媚び、親が唯一の味方であると表明しなければならない親子関係の脆弱さを疑うことも必要になる。

子どもの言葉の背景にあるさまざまな思いや配慮を慮るためには、やはり子どもの生きてきた環境や特性、対人関係のあり方などを知っておかなければならない。そこには必ず、子どもが「そう言わなければならない」理由が潜んでいる。またそういったパターンを知ることが、治療者として子どもの言葉を受け止める際に必要な素養と言えるかもしれない。

コラム

スプリッティングについて

スプリッティングは本来「分裂」といった意味で、心理学的には全か無かの思想、すなわち肯定的か否定的かという二面的な捉え方しかできない状態を言うのだろうが、本コラムでは、子どもが職員を良い職員と悪い職員に分けて、指示への従い方や態度などを変えることで職員の団結や統一性を「分裂」させるという意味で用いる。

これは治療や支援の場で子どもが見せる場合に限らず、職員が自らその状態を招いていることもあり、とりわけ医療現場や福祉現場で実に頻繁に認められる。当センターでも、苦情の多い親に、一部の職員が個人のメールアドレスを教え、あたかも親に寄り添うかのように親切にしていたことがあった。他の職員が同様のサービスをしてくれないことを際立たせてしまい、これは職員自らが職場にスプリッティングを生じせしめる行為であるが、当人はあくまで善意のつもりで、その事態に気づいていないことも多い。胸に手を当てて考えてみれば、ほとんどの者が、善意からであれ悪意からであれ無意識からであれ、程度の差はあってもこれに類した行動をとったことがあるのではないか。主治医と担当看護師の間にも時々見られ、筆者もかつて、せっせと子どもの世話を焼き、ベテラン看護師から「看護師の仕事をとるな」と叱責されたことがあったが、まさに自らスプリッティングを起こしていたのである。人はやはり他者に嫌われたくなないし、良い人物だと思われたいものではある。

子どもがA職員は話をよく聞いてくれるが、B職員は「うざい」などと口にすることはあまりにもよく観察される。A職員を崇めてB職員を貶める。それによって職員間のチームワークを乱し、自分のペースや要求を通しやすくしている。時にはそのことで子どもが不利益を被ることもあるが、そこまで読んで子どもは行動してはいないのだろう。ある意味、無意識の捨て身の行動でもあると言える。

夫婦間の不仲や虐待に晒されてきた子どもたちが自分を守るために身に付けてきていることが多く、これ自体も治療対象とすべきことだが、大人にも、職員の間でも起こり得ることで、入院している子どもには実に多く認められるということを認識しておかなくてはならない。

子どもに好かれよう、言うことを聞かせようと誰もが願うだろう。また子どもに関わる職員として、なんとか指示に従うようにしたいと焦ることもあるだろう。そんなときに安易な方法で子どもに媚びを売ることになっていないか、自らスプリッティングを招いていないか常に意識する必要がある。そのようにして「善人」となった者は、次の瞬間には「悪人」にされてしまうものであり、関係性の構築になんら寄与していないどころか、治療を停滞させる大きな要因になっていることに気づくべきであろう。

子どもの入院治療（子どもに限らず、入院治療に限らず）はチームで行わなければ成り立たない。またチームとして統一性や一貫性がなければ、子どもは混乱し、入院前に慣れ親しんだ対人関係に戻り、治療の進行を妨げることになる。職員間でスプリッティングを招いていないか、常に自らの対応を振り返り、カンファレンスなどで指摘し合うことも求められている。

第５章

退院について

はじめに

子どもの治療は入院中の治療行為だけでは成り立たず、入院前の外来治療とさらに退院後の治療との連続性によって成り立つと言える。また前述したように、入院前の外来治療が入院治療に大きな影響を与え、入院治療が退院後の生活に大きく影響するということは明らかだろう。

ましてや子どもが退院していく先は、多くの場合、子どもが上手く適応できず何度も傷ついていた場であり、人も場所も全く新しい場であることも稀ではない。退院の喜びと同時に、このときの子どもが入院時のような大きな不安と恐怖を感じることはごく自然なことだと言える。

それゆえ、治療者は退院後の生活を入院中から（入院前から）常にイメージする必要があり、退院前にはそれに向けてさまざまな準備をすることが必要になる。親や学校や時には地域社会に子どもの特性や成長を理解して受け入れる準備をさせ、子ども自身にもさまざまな心の整理や準備を慎重に進めさせる必要がある。

本章では、入院治療の成果を持続的なものにするために、退院を控えた子どもや親や関係機関に対してどのように働きかけ何を準備すべきか、退院後に地域でどのように支えていくかについて述べていく。

第１節　退院に向けて

1. 入院中に家庭や地域との関係をいかに保つか

当センターの平均在院日数は2017年（平成29年）度で361.5日、18年（平成30年）度で346.3日、19年（平成31年）度で402.4日と、ほぼ１年という長期間になっている。子どもの育ちを支えるという治療目的のためには、決して長すぎるとは思わないが、この期間は親子にとっては想像もできないほど長い時間に感じられることだろう。実際、入院の説明にあたって、その長さに驚く親子も少なくなく、ほとんどのケースが、その間の面会や外泊の可否を訪ねてくる。

親によっては、子どもの症状に振り回されて疲弊し、退院しても家庭に戻ってきてほしくないなどと入院前に述べることがある。入院中に両親が離婚したり、母親や父親に新たな異性関係が発生したりと、家族の力動が変化し、子どもを取り巻く環境や子どもを養育する意欲に影響する事情が発生することもある。入院中の子どもの変化や成長に驚き、多くの親はそれを喜んでくれるが、入院による子どもの成長や変化に対して、なかには親としての自分の無力さや無能さを一層感じてしまう者もいる。1年の間には子どもにも親や家族にも大きな、あるいは微妙な変化が生じうるものである。

このため、入院中の親子関係の維持は大切なテーマとなる。子どもの様子を継続して親に伝え、治療の進み具合に沿って、親子が直接触れる時間をできるだけ確保し、その一方で家庭の状況や変化を子どもにも伝えることなどは基本的な配慮となる。第4章で述べたように、入院直後から子どもの様子を親に伝え、安心感を与えることはもちろんだが、逆に子どもが親元を離れ、泣き、暴れ、帰宅を試みるなどの逸脱行為も正直に伝えることは、不安を感じさせはするが、時に親の自尊心を高め、親子関係の強化につながり、また職員との関係性に正の影響を与える側面がある。

この時、親が動揺し、家族から不信感や攻撃を向けられる危険性もあり、入院を後悔し強い拒絶反応を示す親は、入院しても子どもは何も変わらないと言い、一層拒否感を強めてしまうこともあり得る。その危険性を最小限に抑えるためには、入院時に親に対して、子どもが示すであろう不安や戸惑いを予測してそれを伝えたうえで、そのような反応は自然なことであり、またそのときに職員が適切に対応することで徐々に関係性が成り立ち治療的な効果を生むということを、あらかじめ主治医や担当看護師から伝えておくことが大切になる。

2. 面会、外出、外泊の治療的意味と実際の活用

当センターには、長期間の不登校に陥って入院に至った子どもも多いが、ほとんどの子どもは入院後1か月ほどすると、分校への登校を開始することができ、その頃から親子の面会を始めることが多い。その後半日登校までできるようになるか、あるいは治療目標の一部を達成するようになると、家族との数時

間から半日程度の外出が許可される。外泊は6限すべて登校ができるようになった頃から開始されることが多い。このステップを入院初期から、階段状の絵にして子どもの部屋に貼り、入院治療の大まかな流れを可視化して伝えるようにしている。この絵には登校時間数だけでなく治療目標も記入することで登校や問題行動の改善に向けた動機づけの強化を図っており、このようなステップを伝えて踏んでいくことにしている。

もちろん、初めから半日登校を開始できる子どももいれば、なかなか登校に至らない子どももいて、登校への動機づけのためだけに外泊などが考慮されるわけではない。SOSを上手く出せるようになる、部屋で一人の時間を上手く過ごせるようになる、暴力や暴言が減るなど、個々の子どもの成長や治療目標の達成に応じて、職員間の議論を経て、ある程度柔軟に親子の交流を認めている。いずれにせよ、面会・外出・外泊は親子関係を維持するためであるとともに、さらに治療を進めていくための「強化子」としての意味を持つと考えられ、子ども一人ひとりの治療上の意味を考慮して進められている。

面会や外泊時には、それが治療行為である以上当然のことではあるが、外泊中の様子は親から報告を受け、帰院時には直接親からも子どもからも外出・外泊時の様子や気持ちを確認し、その後主治医もそれを主に子どもから直接確認し、情報共有を図っている。各々が話すニュアンスの違いを確認すると、新たな情報を得ることができることもある。あまりにも当然のことではあるが、外泊中の子どもの過ごし方や親子の関係、出来事はすべて振り返り、アセスメントし、その後の治療に生かされなくてはならない。

親子の面会や外出・外泊の際に、子どもが入院中の出来事をどのように親に話すか、親がどのようなことを子どもに伝えるかなどを予想し、対策を講じておくことも重要な注意点である。子どもは家に帰りたい一心で、病棟がどんなに辛い場所で、職員はどんなに冷たいかなどと話すこともあるかもしれない。あるいは親が寂しくて、さまざまな言動で子どもの感情を揺さぶることもあるかもしれない。外泊を特別な日として、親がイベントを用意し、子どもの求めるままに物を買い与えてしまうことはたびたび経験するだろう。病棟では制限されているゲームに外泊中没頭して生活リズムが崩れることもある。入院前の状況に戻ろうとする無意識の試みはたびたび生じうるため、それを予想して、時には外出や外泊中の生活プログラムを決め、約束事（場合によっては禁止事項）を事前に交わすことが必要になる。この際には口頭だけではなく、図や絵も含めた文書で親子に伝えることも大切である。あるいは病棟で起きたことを子どもが親にどのように話すか、特に虚言や大げさに捉える傾向のある子や被害的な認知傾向のある子の場合は、事前に親に対して子どもが何をどのように伝えるかを話しておくことも必要である。もちろん、この問題も、日常的に子どもの様子を親に伝えておき、親と職員の関係性が良好に保たれていればここまでの配慮は必要なくなり、また子どもの理解が十分な親であれば、親がそのことを予想し、振り回されずに受け止めてくれることは多い。

3. 退院後の地域の環境を整える

病棟や分校で十分に適応しても、退院後に家庭や地域で崩れる子どもは少なくない。やはり病棟や分校では、専門家が十分な時間や配慮を与えているが、地域ではそのような手厚い支援を受けることは難しいからだろう。それでも、退院後の環境をできるだけ入院時のそれに近づけるべく工夫と努力が必要になる。

当センターでは、退院に向けた環境調整のために、医療連携課の調整によって、主に２つの活動を行っている。一つは第４章の医療連携課の役割で述べた、家庭訪問事業である。もう一つが関係者会議であり、これも医療連携課主導で行われる。関係者会議はこの後詳述するテスト通学の前に開催され、病院からは、主治医、病棟師長、担当看護師、保育士、分校担任、コーディネーターなどが参加し、地域からは復帰予定の学校担任、校長（教頭やその他のこともある）、市町子ども家庭支援担当、必要に応じて児童相談所職員、生活保護担当、放課後デイサービス職員などが参加する。地域からの参加者は必要に応じて医療連携課から参加を依頼しており、地域の学校関係者以外の参加は、個々のケースによって異なる。もちろん、親の同意を得てからの開催であり、時には親に参加を求めることもある。

主治医から子どもの生育歴や特性や入院治療経過について、担当看護師からは日常生活の様子や課題が表出されたときの対応法など、保育士からは療育における子どもの様子や特性が報告される。次に分校の担任から、学校における子どもの様子や学習の進み具合、課題などについて報告される。市町の担当者が親に関わっている際には、その状況も報告され、その後ディスカッションが行われる。

退院後通常級でよいのか特別支援学級が用意されるべきかを決定し、クールダウンするためのスペースの確保、休憩の取り方や場所、子どもからのSOSや相談を受け、帰宅前には声をかけ振り返りを行うなどのキーパーソンとなる教諭の確保などを地域の学校にお願いすることが多い。前籍校交流（年数回、前籍校の担任や校長などが入院中の子どもの様子を観察し、併設支援学校の担当教員などと情報交換する）を行っても、子どもが約1年間その学校から離れていた影響は大きい。特別支援級の教員の確保が困難、休憩スペースが確保できない、他にも手のかかる児童がたくさんいる、他の子どもたちがどう反応するか心配など、受け入れる学校の不安や抵抗が強く議論が攻撃的になるようなときもあるが、ほとんどの場合子どものために協力してくれている。

児童相談所の関与を呼び掛けるのは、虐待などによる継続ケースの場合、児童福祉施設に措置中、あるいは措置が必要となる場合、親の養育力が不十分で今後一時保護などの支援が必要になると見込まれる場合などであるが、ほとんどのケースで必要になっている。

このような準備をして、テスト通学の開始日とその後のスケジュールを決定する。発達障害の子の多くは大きな環境変化に弱い傾向があるため、元々通っていた学校に戻るだけだと簡単に考えるわけにはいかず、細々とした環境や人間関係の変化があるため、開始日から逆算して1週間ほど前には、親子による学校訪問·見学（教室や休憩スペース、下駄箱などの確認）を行うようにしている。時には医療連携課室職員や担当看護師が同行し、複数回の事前訪問を行ったうえでテスト通学が開始されることもある。この関係者会議はテスト通学開始後、退院後にも繰り返されることがある。

4. テスト通学について

入院治療における治療目標がほぼ達成され、分校への6限登校（あくまでも目標）も可能になってくると、テスト通学の準備に取り掛かる。テスト通学は、退院前に自宅に外泊して自宅から地元の学校に通い、退院に向けて入院したまま家庭や地域への適応を図ることを目的に実施される。テスト通学の期間は一人ひとり異なり、数週間から時に数か月に及ぶこともある。テスト通学の間は週末帰院することが多いため、土日に主治医も出勤し、その間の情報を得るために親子と面接を組む必要が生じることがあり、主治医の負担は大きい。

テスト通学に先立っては、前述のように関係者会議が開かれ、具体的な登校スケジュールが決められる。多くの子どもは新奇場面や急激な環境変化に弱いため、基本的にはテスト通学は負担が少ないペースで開始される。入院前には普通級に所属していた子どもに対しても、多くは特別支援級の利用を勧める。テスト通学は子どもにとっても不安が大きいため、支援級の利用を多くの子どもはすんなりと受け入れてくれる。できるだけ刺激を小さくし、個別の配慮を得やすくするためである。分校では6限出席することができていても、テスト通学の始まりから1週間ないし2週間は、1限登校や2限登校で開始することも多い。週1日や2日の登校から始める場合もある。徐々に登校日数や出席時間数を延ばしていくが、最終的な目標として6限すべての登校を目指さない場合もある。あくまでも子ども一人ひとりの目標は異なるのであるが、スモールステップの基本は共通している。

定期テストをどちらの学校で受けるのか、給食は食べて帰るのか否か、登下校手段をどうするか（特別支援学校が前籍校の場合、籍のない子どもは安全と責任上の問題から送迎バスを利用できないことが多い）、早退する場合の連絡や迎えの対応の仕方なども具体的に決めておく。多くの子どもは自分から早退などを申し出ることが難しいため、SOSの出し方を具体的に決めておく、あるいは教師の側から促したりする。分校からは学習の進捗状況と得意不得意や集中できる時間や休憩の取り方、疲れたときの子どもからのサインの出し方なども伝えてもらっている。テスト通学中には、地元の学校での子どもの通学状況、時限ごとの子どもの様子などが定期的に医療連携課にファックス等で届き、主治医や病棟に報告される。

このように事前に周到な準備をし、相当の配慮をしたうえで通学を開始しても、集団の中での刺激、あるいは不安や緊張などから再び行動化が生じたり登校できなくなったりして、再度学校側と関係者会議を開き立て直しを図っても、テスト通学が失敗に終わることもある。その場合にはテスト通学を中断し、あらためて入院治療を続け、治療目標を再度検討し、課題の修正に取り組むことになる。ただし、この失敗による挫折感は大きく、再挑戦までに時間のかかることが多い。あらかじめ失敗もある程度予想して、子どもにも親にもその際の具体的な対応を伝えておくことも大切かもしれない。

転校直後や、中学校への入学前に入院して前籍校たる小中学校がない場合や、中学３年生の途中からやっと入院できて治療期間が短い場合には、テスト通学を実施できないこともあり得る。この場合にはせめて自宅からセンターの分校に通うなどの工夫をするが、十分な助走ができないままに中学・高校へと通うことになってしまう。そういったケースが退院後再び不登校に陥ることが、統計は出していないが、多い印象はある。やはり、可能な限り周到な準備をして家庭や地域に戻すことは非常に重要だと言える。

5. さまざまな関係性や自分の特性などを整理する

退院が近づくと、あらためて入院を振り返り、変化し成長した部分、課題として残った部分を職員間で話し合い、その結果を子どもや家族と共有することも重要である。さらに、入院中時間をかけて行ってきた、親との関係性の整理や、子どもの特性や診断の理解についても、あらためて子ども自身が整理し、親もその作業を行うことが望ましい。

子どもに診断名や発達の特性などについて話すのもこの時期に行うことが望ましい。すでに繰り返し伝えてきたとしても、あらためて入院を振り返るなかで話し合う必要がある。そうした特性による二次的な問題が生じて入院に至ったこと、そして、さまざまな出来事への対処法、SOSの出し方、休憩やクールダウンの時間や場所の作り方、言葉による表現などを入院によって身に付けてきたことを評価し、それらを強化するのである。

また、親との関係性について、入院前にはSOSが出せずにいたり、暴力を振るい、金銭を要求してきたりしたことを思い出させ、再度そのような状況に陥らないために入院中に行ってきたことや成長した部分を確認させる。上手く甘えたり、感情表現したり、依存したりすることができない状況に陥っていたならば、そのことの理解を促す。そして今後親にどのような依存をするのか、どのようにSOSを表現するのか、親とどのような距離で過ごすのかを考えさせるのである。時にはそれを文章や絵に描いて視覚化し、子どもや親に持たせることもある。

学校での自分の姿も振り返る必要がある。自閉症スペクトラム障害の子どもの多くは、自らの感情や状態を認識することが苦手だと言われている。実際、ある入院患者は不安を感じたことがないと言い、辞書で不安について調べさせたところ、それなら経験したことがあると言うことがあった。そのような子どもは、疲れや不安などに気づけず、無理をして過ごし、さらにその感情を表現することは一層困難であるため、周囲に理解されず孤独に陥っていたと考えられる。まずはその特性を伝え、親にも子ども自身にも学校の教師にも、自分にとって無理のないペースや居場所などを理解してもらい、子ども自らがそれを意識することや、周囲の大人がそれを守らせるよう働きかける必要がある。

また、自分が生活場面や対人関係において陥りやすい傾向を知っておくことで自らをコントロールし、退院後に無理のないペースを守ることを可能にする術も確認しておく必要がある。出席する授業数や休憩の取り方など、自分に合ったペースなども話し合っておくべきだろう。入院前にゲーム依存に陥っていたことを認めることができれば、病棟で過ごした「一人時間」に興味関心を持てた遊びや漫画などで過ごした時間の使い方を振り返り、それに則って、あらためて退院後の時間の使い方のプログラムを作成して確認することで、ゲームへの依存を回避することができるかもしれない。挑発に乗りやすかったり、場に適した会話や行動が苦手だったりするにもかかわらず、友達関係で無理をしがちだったことなどを自覚できれば、入院中に身に付けた対人距離の取り方を再確認することができる。また物事の処理が遅い傾向にあり、環境に順応するのに時間のかかる子どもには、登校時間数などをさらにゆっくりと増やしていくことが必要になる。親と適切な距離が取れずにいたことを認識すれば、家でも一人時間を過ごし、過度に甘えることを避け、適当な距離を保つことに役立つかもしれない。このように、入院中に繰り返し伝えてきたことや実践してきたことをあらためて振り返ることが、実に大切な作業となるのである。

第２節　退院前後

1. 退院後の生活をイメージする

前節の内容に近いが、退院が直前に迫って入院生活を振り返った後には、退院後の生活を職員と子ども、そして家族も含めてイメージする作業が待っている。この時に職員に求められることは、人相手の仕事では常に最悪の状況を想定しておくという姿勢、戻っていく家庭や学校などの環境や文化に配慮する姿勢だろう。

家庭では、いら立ったときにどのようにクールダウンするのか、親とはどのような距離で過ごすのか、一人でいる時間には何をして過ごすのか、ゲームは１日何時間で何時までにするのか、就寝時間と起床時間は何時にするのか、子どもがそうした約束を守れなくなったときに親はどのように対応できるのかなど、日常生活の様子をさまざまな面からイメージするのである。このときに特に親の力をアセスメントすることを怠ってはならない。病棟での生活パターンと大きく変わらないようにルール作りをすることがあるが、それをコントロールする親の力が十分ではないことも多い。そんなときの生活の在りようや崩れ方もイメージする必要がある。

祖父母や身近な親戚などは、入院中の関わりが少ないこともあり、子どもの成長や変化に気づくだろうか、そして入院前と同じように要求されるままに好きな物を買い与えはしないか、きょうだいは馬鹿にして、あるいは親の関心を奪い合って挑発してこないかなど、子どもを取り巻く親子以外の人間関係も、ある程度広げて考えておく必要がある。親が以前のように子どもに不安をぶつけてくることはないか、あれこれ細かく文句や説教を言うようになりはしないか、そんなときにはどう逃れるか、両親が夫婦喧嘩を始めたときにはどうするか、その家庭で起こりうるさまざまな状況を子どもと想像し、そのときの対応までイメージさせるのである。

学校では、テスト通学を経ての退院になるにしても、病院から離れた逃げ場のない登校には不安も緊張も強くなることが想像される。年度末の退院の場合には、当然担任が替わってしまうこともあれば、クラスの仲間も替わってしまう。多くのことが子どもにとっては新奇場面になってしまうのである。仲間関係をイメージし、時にはしばらく孤立する姿も想像しなくてはならない。学習の遅れにショックを受けることもあり得るし、そのため授業に集中できないこともあるだろう。仲間からの心ない遠慮のない言葉に刺激されてしまうことも想像に難くない。

地域では、以前付き合いのあった悪友と再び遊びだすことはないか、休日に遊ぶそれ以外の仲間はいるのか、他者に対する配慮が十分にできない子どもが再び近所に迷惑をかけることはないか、高校年齢になっていれば、アルバイトをする場所は近くにあるのかなどを考えることもある。そういったことを子どもと共に、時には親子と共にイメージし、対応を考えておくこと、いわばイメージトレーニングをしておくことは退院後の大きな失敗を防ぐために必要な作業である。退院は大きな環境変化であるため、授業内容などはむしろ変更しないように改善することも大切だと考える。

2. 退院に向けての具体的な準備

退院後の生活をイメージしたら、次にはさまざまな局面における対応方法を具体的に共有していくことも大切な作業である。

家庭生活について、起床時間、登校の頻度や授業への出席数、1日のゲームの時間割、例えば22時には携帯電話を親に預けるなど、具体的で詳細な約束事を交わすことが多い。視覚優位な子どもも多いため、また常時注意を払ってもらうため、家族・本人・主治医などによって話し合われた約束事は印刷して部屋の壁に貼っておくように促すこともある。子どもの関心を高めるために、それを巻物にして手渡したこともあった。

親に対しても具体的な準備が必要である。子どもがいら立ったときの距離の取り方や対応の仕方、相談したいことがあったときには病院の誰に電話をしてくるか、子どものどのような変化や兆候に気をつけるべきかなどを具体的に伝えておく。また、夜間には携帯電話を預かることや、就寝時間など子どもに対する「枠」としての役割を担ってもらわなくてはならないことも理解してもらい、約束してもらう。約束が守れず生活が崩れたときの見通しについても知っておいてもらう。そのように具体的に準備しておくことで、親に多少の余裕を持たせることも大切である。

テスト通学の際には、クラスの仲間から、この１年間どこで何をしていたか聞かれるかもしれない。担任からクラスの仲間に事情が説明されていても、好奇心旺盛な子どもたちは根掘り葉掘りさまざまなことを聞いてくるだろうし、最悪の場合はそのことで冷やかされ、いじめられるかもしれない。子どもは経験の少なさや言語表現が拙劣であること、臨機応変な対応は苦手なことが多いと考えるべきである。そのようなときのために、職員と子どもとで想定問答をしておくことも大事な準備と言える。

子どもが久しぶりに地元の学校に戻ったときにはなかなか特定の友人ができず、休み時間を一人で過ごさなくてはならないことが多い。筆者は、新たな環境に慣れ、人に慣れるには半年はかかる旨を子どもに伝えて、初めから無理せず焦らないようにと伝えている。そして、その子に周りの子どもたちが慣れるのにも同様の時間がかかるのだから､簡単に近づいてこられないかもしれない、でもそんなときにも挨拶だけはするようにと助言している。挨拶することで、相手に「変な奴」と思われずにすみ、また仲間関係を作りたいとの意思を伝えることができるからだと説明している。

退院直後に中学や高校への進学を控えている場合もあり、前述したように、新たな生活空間に慣れておくことも必要である。入学前に、学校に何度か足を運んでおくことも勧めている。電車やバスを使っての通学が必要な場合には、何度か親と一緒に登下校し、通学時間帯の交通機関に慣れておいてもらうこともある。必要であれば職員が付き添い、道順の目印になる建物や看板などを撮影し、その写真を貼り付けた地図やイラストを作って渡すこともある。

入院にまで至った子どもの場合、親子共々問題解決能力が低い場合も多い。家庭にいるのだからと親任せにせず、さまざまな生活場面を想定して、できるだけ具体的な対応方法を親子と共有して退院に向かうことは実に重要な作業だと思われる。

そしてここまで細心に注意を払ってさまざまな準備をしても、退院直前には子どもも親も大きな不安に襲われる。本来こうした大きな節目に不安を抱くことはむしろ自然で健康的であり、正しい状況認識ができているとも言える。しかし、不安を不安と認識できない子どもは、この時ただただパニックになり、入院して克服してきたと思われる症状や問題点を再燃させることすらあり得る。不安になるだろうということを職員が先取りして子どもに伝え、そのことはむしろ当たり前で健康的であり、心が準備しているのだという視点で子どもに伝えることが有効である。職員がこのようにして不安を聞いて受け止めることで多くの場合、子どもはそれを乗り越えていくが、これも治療における一つの山場だと言える。

3. 退院後のフォローについて

退院後は、基本的に入院時の主治医が外来でフォローすることになる。若手医師の人材育成のために、入院前の主治医が若手の医師を入院中の主治医にし、副主治医として指導する場合もあるため、この際には子ども自身と家族に、退院後の外来主治医を選択してもらうことがある。このときはやはり、入院中の主治医が選択されることが多い。入院中毎日部屋を訪れ、診察をし、一緒に遊び、散歩に付き合ってくれた医師を子どもが選ぶのは当然と言えるかもしれない。子どもは手をかけた分だけ応えてくれるし、また非常に律儀でもあるからだろう。

退院直後の外来診療の頻度はやはり高くならざるを得ないだろう。そして、これは入院前にも必要なことであるが、復帰した学校の担任や市町の職員など、退院後の子どもとその家族を客観的に見て関与している関係者にもできるだけ受診に同行してもらい、あるいは電話や手紙などの手段で関係者から情報を得るよう努めるべきである。

そのうえで、子どもから現状を聞き、さまざまな助言や評価や労いを与えることはもちろんだが、退院時の約束事をどの程度守れているか、親がそれにどの程度関与しているか、守れていないときにはどのように対処しているかなど、家庭の様子も聞き取る。また学校での交友関係や適応状況も、事前に予想通りであるか確認し、再度退院前に話し合い整理し予想したことを、あらためて子どもや家族に伝えていくのである。

それでも再入院が必要となる場合もある。1年あるいは数年間を入院治療に費やしても、ネグレクトや他の虐待など逆境下にある家庭に生まれて以降10

年前後も晒されてきた場合や、この間身に付けてきた対人関係のパターンが強固に固定化してしまった場合などは、治療によって他者に対する基本的な安心感を身に付けさせるには不十分で、それ以上の年月をかけなくてはならないことになる。このようなケースでは、1回の入院では十分な治療成果が得られず、退院後の生活の破綻が予測できてしまうことがある。長期の入院で治療意欲が低下するなどして、入院の維持が困難になった場合などには、再入院を見越して（もちろんそれがないことが望ましいのだろうが）退院させることもあり得る。

そのような場合、基本的には短期入院（数週間から数か月）として、生活リズムを取り戻す、親子がレスパイトをする、薬物調整を行う、約束事を再確認するなどが再入院の目標になることが多い。しかし、前述したように、病歴が長く、根の深いケースにおいては、その年齢や発達段階に応じて生じる課題の克服に、再び長い入院期間を要することもある。

当院の入院は基本的に中学生年齢までとしている。中学校卒業後は、課題や問題や生活パターンなどが小中学生までとは異なってくることが多い。さらに、高校教育が保証できない、職員も高校年齢以上の対応に不慣れであるなどの理由から、基本的に高校年齢以上の子どもは入院させていない。ただし、一度当院に入院経験のある子どもについては、高校年齢であっても短期間の入院をさせることがある。入院中にテスト通学できずに退院して高校に適応できない場合など、病棟からテスト通学のような形で高校に通わせることもある。いずれにしても、それまでの入院で十分には達し得なかった課題を、入院というサポートを短期間でも受けながら克服することも時に必要になる。

一方で、高校年齢に達して再入院が必要になった場合には、基本的には他の児童青年期に特化していない精神科の病院にも入院をお願いすることになる。その際には可能な限り、児童青年期のケースに対する臨床経験のある精神科医を紹介するようにしているが、地域によってはそれが困難なこともあり、センターとしての課題であると考えている。今後、県立の単科の精神病院と一定期間の医師の交替を含めた交流を進め、この課題を解決すべきであろう。

4. 退院後に利用できるセンターの機能について

退院後も主治医の外来診察以外に、時には活用すべき医療サービスがある。

当センターで利用できるサービス機能は、外来デイケア、心理治療、外来看護師による相談機能、入院中の担当職員によるボランティア的な相談機能などがある。

外来デイケアは、不登校に陥りって引きこもりがちになった子どもや、通信制高校に入学して平日に登校の必要がない子どもなどに対して活用される。週1、2回通院し、日中を過ごすためのサービスである。入院を躊躇しているときに、病院や職員に慣れ、入院に対する動機づけをするために利用することもある。退院後に通学できなくなったときなどにも利用され、時には病院の生活からの急な変化を避けるために、退院後週1日学校を欠席させてデイケアに通わせることもある。

デイケアの現在の課題としては、十分な職員配置ができず、ニーズに応えきれていないこと、個別対応を必要とするケースが多く、グループが成り立たないことなどが挙げられる。

心理職員の人数もかなり少なく、退院後に施行される心理治療は、ほとんどの場合、入院中に心理治療を受けていたケースが対象となる。心理治療が途中である場合はもちろん継続のために利用するが、治療が終了している場合にも対象とすることがある。この場合も、退院後の急激な生活の変化に苦闘している子どもを支えるためであり、病院から家庭生活へ移行する際の負担を多少なりとも和らげることを目的としている。

退院後の相談役として、入院中の担当看護師や師長、保育士、ケースマネージャーなども活用されることがある。担当看護師や保育士は、最も身近に入院中の子どもの生活を支え、心を支えてきた存在である。子どもの細かい特徴や対応方法などを最も熟知していると言えるだろう。彼らは入院直後の頻回の連絡に始まり、親ともさまざまな場面で接する機会が多く、また、親子プログラムも彼らが作って実行することが多いため、親との関係も良好であることが多い。そのためあくまでもボランティアになるが、外来診察後に子どもや親が病棟を訪問して相談をしたり、電話をかけてきて相談したりといった親の求めにも応じることがあるようだ。

地域の活用も大きな力となる。関係者会議などで見知った職員や学校関係者の力を借りるべく、外来に同行してもらい、あるいはミニ関係者会議を開いてあらためて支援の方法を議論するのである。第４章で述べたアドバイザーの力を借りることもある。入院することで強化された地域の力を結集させることも外来医療サービスの一つであると言える。

コラム

大人が「枠」になることについて

能力も未熟で、まだ社会経験を積んでいない子どもが、自分の行為についてすべて自らの判断で行い責任を負うとしたら、大きな負担になり、時には適切な判断ができないことがあるのは当然だろう。ADHD のように衝動性が高く、刺激を求めて行動しがちな子ども、知的な遅れが見られさまざまな場面で対応に窮する子ども、自傷行為や過食嘔吐を繰り返し自分を責める子ども、いずれの場合もその子だけで生きていくことは非常に困難であるだろう。非行に走る子どもは、なんとかその暴走を止めてほしいと願い、悪い（？）仲間から離れる手助けが欲しいと願っていることもあるだろう。

子どもが自立するまで、親をはじめとする大人が、子どもに食事をさせ、身の回りの世話をするだけでは、子どもは順調に育たないだろう。幼児期から子どもの危険な行動を叱り、わがままには断固としてゆずらない、長じては門限を設定し、ゲームの時間を制限する。親はそして大人は、常に子どもの行動の「枠」として存在し続ける必要がある。衝動性の高い子どもにはその機会を減ずるために、できるだけ大人が近くにいてあげる。知的な遅れが見られる子どもにはその都度優しく今はどうすべきかを伝えるかもしれない。自分を傷つけ痛めつける子どもにはその気持ちを丁寧に聞き取ってあげる必要があるだろう。そういう形で大人は常に子どもの行動に対して枠を提示し「枠」であり続けているのである。

入院治療においては、職員がこの役目を担わなくてはならない。子どもが病棟のルールを守らずに勝手な行動をしているとき、暴言を吐き他の子どもに迷惑をかけているとき、病棟の片隅でこっそりと何人かの子どもが一人の子どもをいじめているとき、職員はその場に介入し、子どもの暴走を止めなくてはならない。大人がそこにいて必要なときに介入することも、子どもにとっては強固な「枠」になるのである。

子ども同士が争う火種を最小限にするために、家庭でまかり通った際限のない要求に歯止めをかけるために、生活リズムを改善し保つために、できるだけ子どもたちが不平等にならないためになど、さまざまな理由から病院では病棟ルールによる枠作りがされている。それが子どもの治療にとって必要かどうかが議論されて決められ、子どもが納得できるように説明されるならば、これは子どもを守り、子どもにとって安心できる「枠」となるだろう。

しかし子どもにとって最も強固な枠となるのは、職員との関係性、信頼関係であると考える。関係のできた職員との約束を守るため、裏切らないため、期待に応えるため、ほめてもらいたいためなど、それらのためにルールを守り行動を慎もうとすることこそが、子どもにとっての「枠」であり、治療的な「枠」になるのである。そもそも子どもは、信用できない関係もない大人との約束など守るはずもなく、「関係ねえだろ」と突っぱねるのが一般的だろう。また、大人が約束を守らず、ルールを無視した行動をとったり、あるいは統一性のない指示を出したりするならば、このときも子どもたちは「枠」の存在を感じられず混乱するだろう。関係性を築いてきた大人たちが一致して子どもの言動に関与するときにこそ、安全な「枠」の存在を感じ、安心して過ごすことができるのである。

そして大人が「枠」となるということは、大人がそのことに責任を持つということであり、「枠」であるためには大人に相応の覚悟が必要であることも知っておかなければならない。

コラム

子どもの人権と入院治療について

本邦も1994年に遅ればせながら子どもの権利条約に批准して以降、入院中の子どもの権利についてもさまざまな心配りが一層必要になっている。医療保護入院の説明のときには、不満を訴えるための相談窓口を案内し、抗議する権利があることも伝えなければならない。病棟には必ず公衆電話が置かれ、手紙などの通信の自由は保障されなくてはならない。携帯電話の所持やゲームの使用の許可さえ認めるべきと考えている施設も多い。最近は、児童精神科の分野においては、未成年である子どもの入院も、子どもの意思に従って任意入院とすべきとする意見も多い。

しかし、入院治療において、こういった子どもの人権を優先していては、治療が成り立たないこともあり得るのではないか。納得して入院したとしても、入院して間もない子どもが当然のことながら退院したがって暴れているときに、その意思を尊重してすぐに退院させるわけにはいかない。極端ではあるが、そのときの退院要求に従って家に帰してしまったら、子どもはなんとか覚悟して入院を受け入れたにもかかわらず、実は、治療者に見捨てられたと感じてしまうことだろう。もう一度主治医をはじめ職員は子どもに入院の必要性について覚悟をもって何度も納得するまで伝えなければいけないだろう。それでも納得しない場合には医療保護入院による法的根拠が必要になるのである。このように、治療の場では、その時々の子どもの（表面的な）意思表示に従うことが子どもの人権を尊重しているとは言えないと考える。

子どもが自分の意思で時間を使い、好きなゲームをすることも、当然の権利ではあろうが、それが治療にとって悪影響を及ぼすならば、それも制限せざるを得ないだろう。家に引きこもり、苦しさを言葉によって表現することもできずにゲームにのめり込むことでなんとか紛らわせていた子どもに対して、入院してまでその生活パターンを放置しておくわけにはいかないだろう。SOSを表現できるようになるためには、あるいは現状から抜け出すためには、職員や他の子どもと触れ合い、共に遊び、関係性を築き、自分の思いや苦しさを再び人に言葉で伝えられるようにならなくてはいけないのである。一人部屋でスマホやゲーム機にのめり込むことを許すようなことは治療者として無責任極まりなく、到底受け入れられないのである。

入院治療においては、表面的な子どもの意思表示や人権思想に振り回されることなく、あくまでも一人ひとりにとって「治療的であること」を優先すべきであると考える。そのためには、時に子どもの人権を無視している、軽視していると見られることもあり得るため、子ども、親、社会に対しても十分な説明をして理解を得るように努めることが必要である。そして治療者はできるだけ時間をかけて子どもに関わり、さまざまな機会を提供してゲーム以外の時間の過ごし方を知り身に付けてもらうようにすべきだろう。人権よりも治療行為を優先すべきときには、治療者には覚悟が求められるのであり、治療を成果のあるものにすることこそが、子どもの人権を最大限尊重することなのではないだろうか。

付章

三重県立子ども心身発達医療センターについて

1. 沿革

三重県立子ども心身発達医療センターは、1957年（昭和32年）、児童福祉法によって開設が義務付けられた肢体不自由児施設「草の実学園」を前身とする、三重県立草の実リハビリテーションセンターと、82年（昭和57年）に三重県中央児童相談所に開設された「言語相談（のちにきこえの相談）」部門、そして三重県立小児心療センターあすなろ学園の3つの施設が統合されて移転新築された、医療法に基づく病院であると同時に、児童福祉法に基づく児童福祉施設でもある。ここでは主に児童精神科部門について述べていく。

1962年（昭和37年）4月より、あすなろ学園初代園長である十亀史郎が、県立高茶屋病院内で週3回の児童精神科外来を始め、直後より入院治療も開始した。翌年には高茶屋病院内に児童病棟の建設が始まり、1964年（昭和39年）、医師2名（一般精神科と兼務）、心理技術者2名（兼務）、ソーシャルワーカー1名、保母8名、看護助手2名、事務1名の職員によって、自閉症治療部門である「あすなろ学園」がスタートした。そして1985年（昭和60年）4月には、三重県立小児心療センターあすなろ学園として、高茶屋病院の隣接地に独立を果たした。その後、2017年（平成29年）のセンター開設まで、分離独立してから53年間の児童精神科臨床を積み重ねてきた。

そして、三重県とあすなろ学園の20年来の構想だった、子ども行政統合ゾーン構想、すなわち国立病院機構三重病院（小児科中心の総合病院）と児童相談センター（中勢児童相談所を含む）のある津市大里地区に、小児の医療福祉の一大ゾーンを作るという計画に基づき、草の実、あすなろ両施設の老朽化もあり、2017年6月1日に移転統合し、当センターの開院が実現した。

2. 三重県立子ども心身発達医療センターの概要

当センターは、児童精神科、小児整形外科、リハビリテーション科、整形外科、小児科（入院のみ）を標榜しており、児童精神科（あすなろ病棟）80床、小児整形・リハビリテーション科（草の実病棟）30床の計110床の小さな県立病院だが、児童精神科病床数は全国で2番目に多い。対象年齢は基本的に18歳以下（高校卒業年齢）までとしているが、入院対象年齢は中学校卒業まで（概ね15歳以下）

としている。県内の子どもを入院対象としているが、小学年齢までは県外からの入院も受けて入れている。県外の中学年齢の子どもを受け入れていない理由としては、これまでの経緯からくるさまざまな理由があるが、高校入学に関連した問題や退院後の支援の困難などがあるためである。

外来では、医師による診療行為に加え、外来リハビリテーション（理学療法士、作業療法士、言語聴覚士による）、通所事業（重度重複障害児の通所）、発達療育（3か月10回までの療育を就学前、就学後各1回まで）、デイケア、心理治療などがある。

正規職員定数は、センター長を含む児童精神科医10名（精神科レジデント2名〔2020年（令和2年）度は欠員〕）、小児整形外科医3名（1名欠員）、薬剤師2名、検査技師・放射線技師各1名、看護師71名、心理判定員6名、保育士18名、生活指導員2名、医療ソーシャルワーカー・福祉技術職8名、理学療法士9名、作業療法士5名、言語聴覚士7名、管理栄養士1名など、総勢167名である。これに2019年4月現在、業務補助職員、非常勤医師・看護師、非常勤保育士などが25名在籍している。

児童精神科外来には8つの診察室があり、月曜から金曜までほぼ全室が使用されている。初診患者数（2018年〔平成30年〕度／2019年〔平成31年〕度／2020年〔令和2年〕度）は725／729／819名で、初診待機期間はほぼ10か月となっている。センター開設後は、毎年7月（2019年〔令和元年〕度は5月）には年度内の予約が埋まってしまうため、その時点で初診受付を閉じ、翌年1月から再開する状況になっている。

入院病棟は1階に整形・リハビリ病棟（草の実病棟）30床があり、かがやき特別支援学校草の実分校に廊下でつながった構造になっている。3階40床・4階40床が児童精神科病棟（あすなろ病棟）で、3階は女子と小学校4年生くらいまでの男子、4階は基本的に小学校5年生以上の男子の入院が対象となっている。3階・4階は楕円形のような構造になっているため管理しづらく、各病棟を2つのユニットに分けて管理せざるを得ない状況である。4階屋上を通じて特別支援学校あすなろ分校に通じている。

3. 三重県立子ども心身発達医療センターの基本理念

当センターの基本理念は「子ども一人ひとりが、その子らしく豊かな人生を送るために」としている。この理念には主に3つの姿勢や願いが込められている。

1つは、常に「子ども中心」であること。それは子どもの治療をしていくときに「子どもの思い通りに」「子どもの言うがままに」ということではない。あくまでも子どもの治療にとって常に最善のことを考えていくという意味である。2つ目は、子ども一人ひとりの違いに目を向けるということである。それぞれの子どもの特性や症状や置かれている環境は決して同じではない。入院病棟という大人数が生活する場でもそのことを念頭に置くということである。最後は、常に子どもの人生に目を向けるということである。生まれ落ちたときから（時にはその前から）今後の人生を考えて治療にあたろうということである。進学や就職、社会のなかでなんとか生きていくためには、どのような点を成長させどのような力を付けさせるのか、そのように子どもの人生や未来を意識しつつ治療を行うことを目指そうという意思を示した基本理念である。

その実現のためにさらに6つのスローガンを掲げている。「子どもを中心とする医療と福祉」「時代のニーズにこたえる専門医療」「子どもの健康な力を培う包括医療」「専門性を互いに学びあうチーム医療」「子ども一人ひとりの未来を見据えた専門療育」「子どもを育む地域への支援と連携」である。各診療科・各部門からこうありたいという姿勢を示す内容も提案されたため、あすなろ学園や草の実リハビリテーションセンターが掲げていたスローガンを参考にしつつ、数が多くなってしまったが、これらを時に意識しつつ業務にあたっている。

4. 外来診療の概要

外来部門は、児童精神科、整形外科、小児整形外科、リハビリテーション科を標榜している。また福祉機関として難聴児支援センターも含まれている。児童精神科部門では、発達療育、デイケア、市町支援が設置され、小規模ながら電話相談も行っている。整形、小児整形、リハビリ部門では、外来リハビリに加え、重度重複障害の児童・成人を対象とした通所事業も行われている。難聴

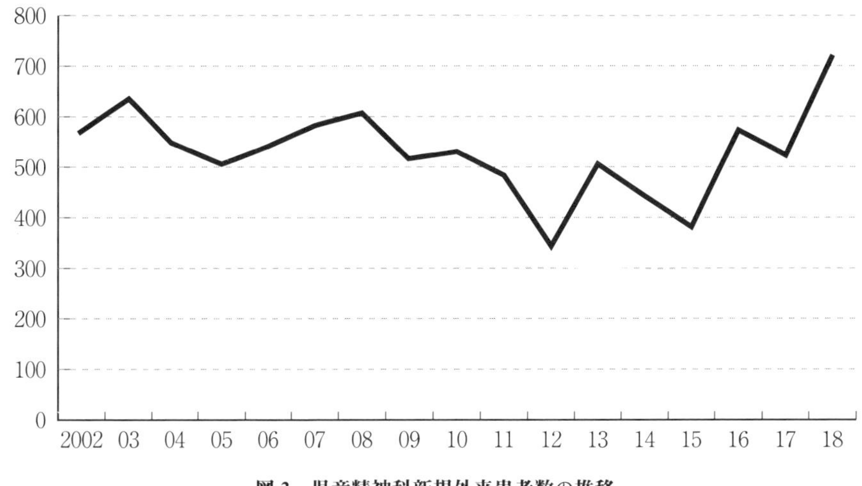

図 3　児童精神科新規外来患者数の推移

児支援センターでは乳幼児期からの聴力検査や補聴器の調整、難聴に関する相談業務、グループ活動などが行われている。

児童精神科の初診の状況は、図 3 に示したように推移しており、センター開設後、新規受診患者数は増加傾向にある。前述したように、2018 年度（平成 30 年度）には 7 月に、19 年度（平成 31 年度）には 5 月に初診受付を基本的に閉鎖し、次年度の医師体制が明らかになる 1 月から受付を再開する現状にある。月 1 回 1 時間、医局員、医療連携課長などによってトリアージ会議を開き、緊急を要するケースについては、設定してある緊急枠やキャンセル枠で早急に対応するようにしている。

各医師は週 2 名の初診患者を診察している。医療連携課職員によって約 1 時間の予診（親のみのことが多い）が行われる。主訴、簡単な現病歴、家族構成、乳幼児期の主に発達歴、教育歴などを聴取している。その後外来主治医によって約 1 時間の初診面接があり、その後ほとんどのケースで心理テストが行われる。このように初診時には 3 時間以上の時間を要している。

再診については、各医師が週 2 回、午前 9 時から夕方まで診察を行っている。医師によっても異なるが、1 ケースあたり概ね 20 分から 30 分の診察時間をかけている。診療時間は午前 9 時から午後 5 時までとしているが、あすなろ学園時代から長く勤務している医師は、受け持ち患者が多く、外来日以外の治療や午後7時前後までの診療をせざるを得ない状況にある。

5. 入院治療の概要

あすなろ病棟は計80床のうち、56床が医療型障害児入所施設定員、残りの24床が一般病床であるが、その運用は柔軟で、児童相談所からの措置入院は5名前後であることが多い。入院対象年齢は中学年齢までを基本としている。前述したように、稀にではあるが、入院経験のある高校年齢の子どもを短期間、レスパイトや生活習慣の立て直し、薬物調整などの目的で入院させることはある。あすなろ分校に高校教育が用意されていない、入院希望者が多い、年齢による課題や生活ペースの違いなどによって中学年齢までを入院対象としている。

建物の3階・4階部分が児童精神科病棟で、前述したように3階は中学生までの女子と基本的に小学校4年生までの男子を対象としているが、男子患者については、その発達レベルによって、3階・4階をある程度柔軟に使い分けている。2019年（令和元年）7月より、医師の配置の都合により、4階病棟のみ、児童思春期精神科入院医療管理料を算定している。

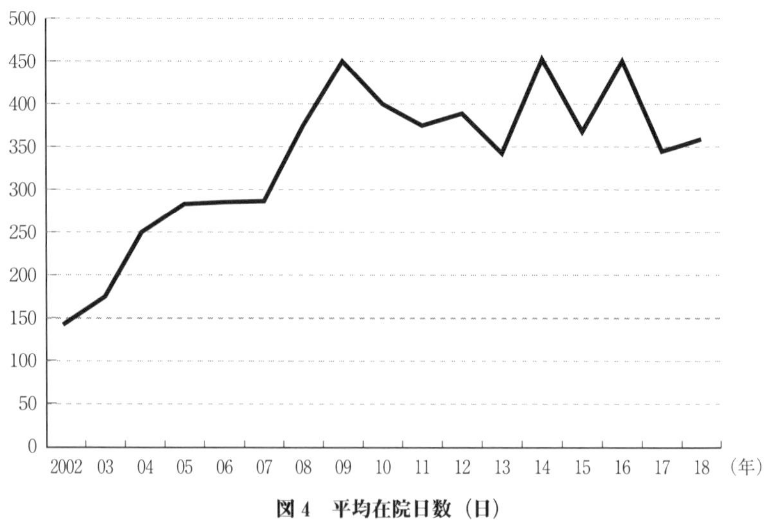

図4　平均在院日数（日）

平均在院日数は図4のように推移している。

図4に示すように、平均在院日数は全国の児童精神科病棟の中でほぼ常に最長になっている。入院期間の短縮を図って100日台まで短縮した時期があったが、あすなろ学園前園長の西田寿美らの調査でその時期の再入院が増えたことが分かり、やはり時間をかけて丁寧に治療する方針に戻したためである。

6. 建物の構造等環境について

病院は4階建てで、1階と屋上庭を通じて、併設されているかがやき特別支援学校と連結されている。外部からは一つの建物のように見える構造である。

あすなろ学園時代には、近隣は住宅も多くショッピングモールやコンビニエンスストアがあり、院内には運動場や2つの病棟の間に中庭があり、近隣住民との交流や買い物（訓練）や屋外での活動にも不自由はなかった。しかし現センターは自然には恵まれているが、近隣に住宅も商業施設もなく、子どもの社会性を育むには良好な環境とは言えない。療育における買い物訓練には、隣接する三重病院の売店に行くか、職員が車を運転して車で5分ほどかかる（徒歩では30分以上かかる）ショッピングモールへ連れていくしかない立地条件である。

あすなろ学園には広い庭と、建物と建物の間にも子どもがのびのび遊べるスペースや果樹や野菜を育てる土地もスペースもあったが、センターにはそれらのスペースもない。2か所の屋上広場と分校体育館、隣接する三重病院敷地内の広場が子どもたちの運動場であり遊び場になっている。あすなろ学園時代に比べると不十分と感じることが多い。

子どもの社会性を育むために、また運動や発散の場を確保するためにさまざまな工夫は行っているが、大きな課題の一つになっている。

コラム

ミニカンファレンスについて

病院でも福祉施設でも、カンファレンス、とりわけ事例検討会といわれるものは必ず定期的に開かれているだろう。これは治療者間で互いの治療を確認し、当事者が陥りやすい思考の狭小化を防ぎ、治療の展開を円滑にすることや、知識を出し合い、専門性を高め、治療者が治療方針を統一することなどに大きく寄与するものである。

しかし、日常の治療行為には常にその場で判断しなくてはならないことや、その都度確認しなくてはならない細々とした対応を要することが必至となる。そのためには月１回程度の定期的なカンファレンスでは到底足りず、仮に毎週それが行われるとしても十分とは言えないかもしれない。主治医やその場に居合わせた主治医以外の医師はもちろんのこと、同じ勤務帯の同僚や先輩、時には後輩にも、不確かなことを確認し、子どもの言動の意味を共に考え、その対応に迷うときには相談をする。そんな日常的な話し合いをここではミニカンファレンスと言い、それがチーム医療にとっては何よりも大切なことに思える。

言葉によるSOSを十分に発することができないときに、子どもは追い込まれ、孤立し苦しんで入院に至っている。夫婦がいがみ合い、子どものことについて話し合うことが十分にできないときに、やはり子どもはその保護を失い、追い込まれるのである。このことと同様に、職員もこうした些細なことをその都度話し合うことができないときに、方向性を見失い治療が袋小路に入ってしまうものである。

また職員が業務に疲れ、自分の対応に不安を感じ、時には子どもの暴言や「裏切り」に辟易して、その職を放り投げたくなることすらあるだろう。そんなときにその気持ちを身近な仲間や上司に吐露することや、愚痴を聞いてもらうことも、広い意味ではミニカンファレンスと言えるのではないだろうか。

子どもにとって、困ったときに手を差し伸べてもらって助けられ、気持ちを丁寧に聞き取ってもらえるときに、治療関係が形作られていく。同じように、治療者も困ったときに助けられ相談する相手が必要なのである。このようなわれわれ大人の日常的やりとりや人間関係は、実は子どもに対する治療における姿勢と何ら変わることがないと言えるのではないだろうか。

そのため、こういったミニカンファレンスが活発に行われている組織こそが健全な組織の姿であり、治療的な組織の姿であると言えよう。定期的なカンファレンスでは意見を言うこともできない新人や若い職員も、こういった機会に多くのことを学び、安心を得て、子どもに余裕をもって接することができることだろう。これらはすべて子どもの治療に反映されるのである。

おしゃべりや笑い、そして活発な意見のやりとり、詳細な報告や細々とした確認、そして互いの業務を補い合うこと、これらすべてがミニカンファレンスであり、治療的な場を機能させるために、職場を活性化して職員が働きやすい場とするために重要だと考える。

コラム

思い入れと客観性について

親が子どもを育てる際に、子どもが危険な目に遭ったり誰かにいじめられたりしたときに、親が子どもの味方になって守ろうとする姿はよく目にするであろう。子どもが加害者の立場にあっても、親は自分の子どもを信じてその子の立場を守ろうとすることも多く、時に理不尽とも思える主張をすることすらある。

治療の場でも看護師など、子どもを身近で世話をする役割の職種においてもこうしたことは起こりうる。特に、受け持ち制を設けて、「自分の受け持ち」という意識が強いときには顕著となり得る。例えば、自分の受け持っている子どもが他の子に暴力を振るわれたとき、あるいは指図されて何か迷惑行為や悪質ないたずらをさせられたとき、その暴力を振るい指図した子どもに対して懲罰的な感情が沸き上がってしまうようなことは多くの治療者が経験しているだろう。日々子どもの世話をし、話を聞くなかで、このような「思い入れ」や「情」のようなものを治療中に抱くようになることはある程度自然なことのようにも思える。

このことは治療者としていけないことだろうか？　子どもは、親が必死になって自分を守ろうとするとき、自分に非があっても自分を信じようとするとき、その姿を見て、大切にされていると感じ、時には自己評価の低下を防ぎ、時には正直に非を認め反省することもあるのではないだろうか。治療の場でも同様に、自分の担当職員がそれに近い姿勢を取ってくれるときに、子どもは職員を信じて心を開いていくことも決して少なくないと考える。「思い入れ」は、子どもを育んでいくうえで、治療の場でも重要なのかもしれない。

一方で、入院してくる子どもは、複雑な家庭環境に身を置き、時に支配的で操作的な、いわゆる歪んだ対人関係に長期にわたって晒されていることも多い。思い入れだけで子どもに関わっては、そういった対人関係の中に治療者も巻き込まれていく危険性が大きくなってしまう。子どもは、子どもでありながら、それまで身に付けてきた対人関係パターンを、意図しないながらも巧みに治療場面にも取り入れようとするからである。そしてそれに巻き込まれることは、本来治療し変化させるべき対人関係にしがみつくことを許し、時には強化することにもなり、治療を妨げる結果となってしまう。

これを避けるためには何が必要か？　治療者にとっては、専門家としての「客観性」を常に意識する必要があるのではないか。生育歴から子どもが晒されてきた環境や対人関係のあり方を知り、そのことがどのように子どもの生活に支障を来してきたか、自覚しているか否かは別にして、どのように傷ついてきたかをまずは把握することが必要である。そして子どもの言動一つひとつが子どもの病理に結び付いていないか十分考察する必要がある。また、そのことに自分が巻き込まれていないか、晒されてきた対人関係と同じことをしていないか、病理を強化していないか、治療者は自らの言動を常に振り返らなくてはならない。

このように感情的な「思い入れ」と「客観性」を両立させることは矛盾しているようにも見えるが、両者は実は正反対のものではない。むしろ子どもを治療していくときに最も大切な両輪とも言えるものなのかもしれない。

コラム

コロナ禍において考えること

新型コロナウイルスの感染がパンデミックとなり身近に迫ってきた当初、その感染力の強さと死亡率の高さや情報の少なさに個人的にも恐怖を感じたが、それはどの職員にとっても同様であったろう。また強度行動障害の子どもの入院も受け入れている医療機関として、親が感染したときに他科病棟では受け入れられないそういった子どもを受け入れざるを得ない事態を想定して、病棟のブロック化、感染者が出た場合の隔離病室の確保、健康状態のチェック体制の設定、面会や外泊時の条件の作成などを行ってきた。多分、他の児童精神科の医療機関に先んじてその準備を進めたことで、逆に職員に大きな不安と動揺を生じさせる事態となってしまった。

また、マスメディアでは自殺の増加やDVの増加などが繰り返し報道された。学術誌でも精神的な健康に及ぼす直接的影響やロックダウンが及ぼすさまざまな影響について数多く報告されている。母子家庭の経済状況の悪化やDVの増加、不潔恐怖や不安症状の悪化など、外来診療においては子どもへの影響を感じられる事例も散見された。職員は、その業務が密接な対人接触を避けられないものであるがゆえに、自分自身とその家族に及ぼす影響を考え、一層不安を感じていたに違いない。コロナ禍の初期においては、病棟職員の混乱は特に大きく、さまざまな不満や意見が出され、なかには離職をほのめかす職員も出る状況に陥ってしまった。

さらに、入院している子どもたちはというと、学校の突然の休校措置による生活リズムの変化、面会や外泊の禁止など、日常生活の大きな変化と突然の予定変更、行動制限、病棟のブロック化に伴う居室の移動といった大きな環境変化に晒された。当然子どもたちも新聞やテレビの報道から、ある程度コロナ感染の恐ろしさを知ることもできていた。入院してくる子どもたちは、ことさら見通しを持つことが苦手で、新奇場面への対応が拙劣で変化に弱いことが多い。それゆえ、コロナ禍における環境変化や職員の動揺や疲弊のなかで子どもたちにさまざまな影響が及び、不安が強まり不穏になる子どもも少なからず出るのではないかと当初は非常に危惧された。

にもかかわらず、入院している子どもたちは大きな動揺や行動化を見せず、安定して過ごすことができていた。自らの生活の変化や感染恐怖、感染予防のための業務負担増加などを抱えつつ、看護師はこれまでと何ら変わることなく子どもたちの世話や話し相手をし、子どもたちを見守ってくれた。保育士は、休校のために空いた時間を子どもたちが安心して過ごせるように、遊びや行事を日課に取り入れるように工夫し、一緒に時間を過ごしてくれた。

抱いてくれている母親の恐怖感から乳幼児が地震などさまざまな怖さを知るように、保護者や周りの大人の反応から、子どもたちはコロナ感染の恐ろしさを身近なものと感じ取り不安になるのかもしれない。逆に身近な大人が動揺せずにこれまでと変わらない対応をすることで、自分たちが大人から守られていると感じることができ、子どもたちは落ち着いて過ごすことができたのであろう。そんなときの子どもたちのなんと強く落ち着いていることか。職員に感動し感謝すると同時に、いつの時代でもどのような状況においても、大人はそのことを知っておくべきと、コロナ禍のなか強く感じることができた。

あとがき

「入院してくる子どもが､変わってきている」「家族機能が脆弱な家庭が多く、治療が難しくなっている」。入院治療に携わっていると、日々、こういった言葉を耳にします。

はたして、子どもが変わったのでしょうか、子どもの入院治療で求められることが難しくなったのでしょうか。

この四半世紀で、発達障害の診断概念は大きく拡大し、児童相談所により虐待として認知・対応された子どもの件数は数十倍となりました。インターネットやSNSの普及に伴い、病院に訪れる子どもたちからゲームや配信動画の話題が聞かれない日はありませんし、子どもたちの話についていけないと感じることもたびたび経験します。たしかに、子どもを取り巻く情勢は大きく変化しています。一方、地域における児童福祉サービスや教育現場における特別支援教育の拡充など、まだまだ十分とは言えないまでも、困難を抱えた子どもやその家族への支援も広がってきています。

筆者は2004年から児童精神科入院治療に携わってきましたが、どの時期にも、治療に難渋しなかったことなどありません。入院の場で出会う子どもは、一人ひとりがそれぞれ異なる過酷な人生を歩んできており、入院中には、さまざまな精神症状や行動障害を呈しつつも、その子なりに課題に向き合い、退院後も続くことになる地域での生活が少しでも生きやすいものになるよう力を蓄えていきます。われわれ治療者は、偶然の出会いのなかで、微力ながら、そのお手伝いをしているだけと考えてきました。むしろ、入院治療を通じ上手く対応できた、容易に治療が展開したと治療者が感じるようなことがあるなら、それは、子どもが抱える課題に近づけたのかさえ怪しいのではないでしょうか。

そんなとき、共著者から児童精神科入院治療について、これまでの経験をまとめてみないかという話を頂きました。はたして、筆者の経験をまとめることで何かの役に立つのだろうかと不安を抱きつつ、三重県立小児（子ども）心療センターあすなろ学園から三重県立子ども心身発達医療センターへの移転に伴い、今までの治療を振り返り、さらに発展させる機会と捉え、構想を練ることから始めました。当初は、職種ごとに求められる技能についてまとめようと、多くの同僚にも助言を求めてみました。すると、どの職種、どの職員に尋ねても、現場の職員からは「大切なのは、子どもと遊べるようになること」と、同じ答えが返ってきたのです。

どの時代であっても、子どもがより良く生き、育っていこうとする本質は変わっていないし、入院治療で子どもに関わるすべての職員に求められる本質も、決して大きく変わっていないことに、この言葉は気付かせてくれます。そして、たとえ治療技法やアプローチの方法は変わったとしても、その本質は、今後も変わることはないのだろうことにも。

本書には、数字やエビデンスで示すことが困難な、入院治療の実践について、できるだけ現状に即して記載したつもりです。一方で、筆者の個人的な考えに偏っている面があることも否めません。さまざまなご批判もあることでしょう。ただ、入院治療の場で子どもたちと向き合うとき、本書を手に取ってくださった読者が、少し立ち止まって考えていただけるきっかけになれば幸いだと考えています。われわれの目の前に現れる子どもたちが、少しでも生きやすくなることを願っています。

本書、執筆にあたっては、三重県立小児心療センターあすなろ学園第３代園長である清水將之先生から、多大なご指導・ご助言を賜りました。深く感謝を申し上げます。また、期日が迫るなか、ご指導半ばで原稿提出を迎えることになり、児童精神科入院治療について今後も引き続き検討を深めるよう、大きな宿題を頂いたと考えています。心より感謝申し上げます。

最後に、これまで、共に遊び、多くの経験と学びを与えてくれた、すべての子どもたちに感謝します。

三重県立子ども心身発達医療センター
（旧．三重県立小児心療センターあすなろ学園）
中西大介

［著者紹介］
金井 剛（かない つよし）

三重県立子ども心身発達医療センター長。児童精神科医。群馬県生まれ。1983年群馬大学医学部を卒業後、神奈川県立こども医療センター、横浜市立大学付属病院小児精神神経科等の勤務を経て、2001年より横浜市中央児童相談所に勤務。2014年に横浜市中央児童相談所長。2016年より三重県立小児心療センターあすなろ学園園長、2017年6月よりあすなろ学園の統合移転により現職。著書に『福祉現場で役立つ子どもと親の精神科』（明石書店）、『「特別企画」現場から考える愛着障害』『「特別企画」児童相談所は、いま』（いずれも編著、日本評論社）、『加害者臨床』（分担執筆、日本評論社）など多数。

中西大介（なかにし だいすけ）

三重県立子ども心身発達医療センター副センター長。児童精神科医。京都府生まれ。2001年和歌山県立医科大学医学部医学科を卒業。京都府立医科大学精神医学教室、京都府立与謝の海病院精神科（現．京都府立医科大学附属北部医療センター）での研修後、2004年より三重県立小児心療センターあすなろ学園へ勤務。2012年島根県立こころの医療センター勤務を経て、翌2013年よりあすなろ学園へ。2017年6月より三重県立子ども心身発達医療センター児童精神科。2021年4月より現職。著書に『子どもの心の診療シリーズ7 子どもの攻撃性と破壊的行動障害』（共著、中山書店）、『臨床医のための小児精神医療入門』（共著、医学書院）など。

子どもの精神科入院治療
――子どもを養育するすべての人へ

2021年10月30日　初版 第1刷発行

著 者　金井 剛
　　　　中西大介
発行者　大江道雅
発行所　株式会社 明石書店
〒101-0021 東京都千代田区外神田6-9-5
電話 03（5818）1171
FAX 03（5818）1174
振替　00100-7-24505
https://www.akashi.co.jp/

装　丁　明石書店デザイン室
印刷・製本　日経印刷株式会社

（定価はカバーに表示してあります）　ISBN978-4-7503-5262-6

すき間の子ども、すき間の支援
一人ひとりの「語り」と経験の可視化
村上靖彦編著 ◎2400円

居場所づくりにいま必要なこと
子ども・若者の生きづらさに寄りそう
柳下換、高橋寛人編著 ◎2200円

子どもアドボケイト養成講座
子どもの声を聴き権利を守るために
堀正嗣著 ◎2200円

市区町村子ども家庭相談の挑戦
子ども虐待対応と地域ネットワークの構築
川松亮編著 ◎2500円

必携 市区町村子ども家庭総合支援拠点スタートアップマニュアル
鈴木秀洋著 ◎2200円

スクールソーシャルワーク実践スタンダード
実践の質を保証するためのガイドライン
馬場幸子著 ◎2000円

ソーシャルワークの方法論的可能性
「実践の科学化」の確立を目指して
衣笠一茂著 ◎3600円

ソーシャルペダゴジーから考える施設養育の新たな挑戦
マーク・スミス、レオン・フルチャー、ピーター・ドラン著 楢原真也監訳 ◎2500円

里親と子ども 「里親制度・里親養育とその関連領域」に関する専門誌
『里親と子ども』編集委員会編集 ◎1500円

養子縁組を考えたら読む本 これから親になるあなたに知って欲しい20のこと
シェリー・エルドリッジ著 ヘネシー澄子監訳 石川桂子訳 ◎2200円

養子制度の国際比較
鈴木博人編著 ◎6000円

生まれ、育つ基盤 子どもの貧困と家族・社会
シリーズ・子どもの貧困① 松本伊智朗編集代表 松本伊智朗、湯澤直美編著 ◎2500円

遊び・育ち・経験 子どもの世界を守る
シリーズ・子どもの貧困② 松本伊智朗編集代表 小西祐馬、川田学編著 ◎2500円

教える・学ぶ 教育に何ができるか
シリーズ・子どもの貧困③ 松本伊智朗編集代表 佐々木宏、鳥山まどか編著 ◎2500円

大人になる・社会をつくる 若者の貧困と学校・労働・家族
シリーズ・子どもの貧困④ 松本伊智朗編集代表 杉田真衣、谷口由希子編著 ◎2500円

支える・つながる 地域・自治体・国の役割と社会保障
シリーズ・子どもの貧困⑤ 松本伊智朗編集代表 山野良一、湯澤直美編著 ◎2500円

〈価格は本体価格です〉